_____ 님께

_____ 드림

너만봐
간호약어 ZIP 100

첫째판 1쇄 인쇄 | 2025년 11월 5일
1쇄 발행 | 2025년 11월 10일

저　　　자 | 최성애
발　행　인 | 모형중
편　집　인 | 모형중
디　자　인 | 김미진
발　행　처 | 포널스
등　　　록 | 제2017-000021호
포널스본사 | 서울시 강북구 노해로8길22 3층 / 02-905-9671　Fax.02-905-9670
이널싱본사 | 서울시 강북구 노해로8길22 3층 / 070-4680-5511
포널스창고 | 서울시 강북구 노해로8길22 2층

ⓒFORNURSE 2025년, 너만봐 간호약어 ZIP 100
Copyright ⓒ 2025 ALL RIGHTS RESERVED

본서는 지은이와의 계약에 의해 포널스에서 발행합니다.
본서의 내용 및 삽화 일부 혹은 전부를 무단으로 전재 및 복제하는 것은 법으로 엄격히 금지되어 있습니다.

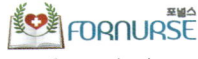
www.fornursebook.com

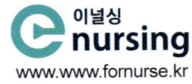
www.www.fornurse.kr

📖 도서 반품과 파본 교환은 본사로 문의하시기 바랍니다.
📖 검인은 저자와의 합의로 생략합니다.

ISBN 979-11-6627-660-6　93510
정　가 20,000원

너만봐

간호약어 ZIP

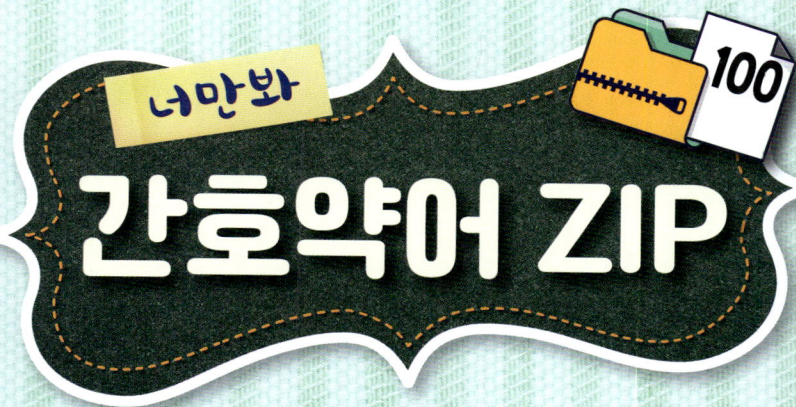

최성애 지음

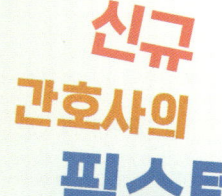

신규
간호사의
필수템

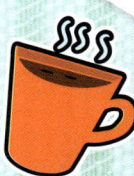

FORNURSE × 이널싱 nursing

Preface

　　간호학생 때 임상실습 중 수첩에 메모했던 의학용어들을 떠올려보세요. 대부분은 선배 간호사가 인수인계 중 툭 던진 말을 소리 나는 대로 옮겨 적거나, 환자의 진단명·검사명 정도만 기록했을 것입니다.

　　하지만 의료인! 간호사 면허를 받고 병원에 입사하면, 누구나 한 번쯤 깜짝 놀라게 됩니다. 생각지도 못했던 의학용어, 병원마다 다르게 사용하는 '언더(under) 용어'가 등장하기 때문이죠.

　　예를 들어 의사가 이렇게 말합니다.
"우리 여기 아세육오 주세요!"
순간 머릿속이 하얘지죠? 정답은 '아세트아미노펜 650mg'입니다.
"최선생! 이환자 안티 첫 스타트에요 반드시 반코 다이루션해서 줘야해요!"

　　뭣이 중헌지 아시겠죠? 감 잡았을 것입니다. 그렇습니다.
　　우리는 그동안 의학용어를 '**단어의 뜻**'만 인지하는 것으로만 이해해 왔습니다.
　　하지만 진짜 중요한 건, 그 **약어를 들었을 때 간호사가 무엇을, 어떻게 해야 하는지 아는게 아니라, 할 수 있어야 하는 것**입니다.

　　이게 바로 **현장의 언어**이고, 살아있는 **간호의 기술**입니다.

그래서 이 책은 **'선배 간호사의 마음'**으로 만들었습니다.

신규 간호사가 임상에서 가장 자주 접하게 되는 약어를 1년간 수집·분석해 **"TOP 100 리스트"**로 정리했습니다.

"아~ 이 정도만 알아도 임상에서 충분히 버틸 수 있다"는 마음으로, 실제 임상사례와 함께 집필을 시작했습니다. 그리고, 정말 아끼는 후배에게만 주고 싶은 마음으로 **"너만 봐"** 라는 마음을 담고 싶었습니다.

이 책은 단순히 용어와 뜻만 나열하지 않았습니다. 각 약어가

1) 어떤 임상 상황에서 등장하는지, 그때

2) 간호사는 어떤 중재를 전·중·후 단계별로 수행해야 하는지, 그리고 마지막에는 **'선배의 한마디' 코너**를 통해 실제 조언을 담았습니다.

3) 부록은 부록에 넣기에는 진짜 아깝고 중요한 **"병원 EMR에서 특수 임상검사 결과지 해석"** 까지 꾹꾹 눌러 담았습니다. **간호사가 이 부분이 진짜 약하거든요.**

그동안 이런 책, 정말 없었죠? 이번엔 있습니다.

또한 앞으로 간호사 국가고시에서도 새로운 의학용어가 적용된다고 합니다. 이에 따라 우리 책은 **대한의사협회 『의학용어집 제6판』**을 기준으로 삼아 국시 때도 당황하지 않을 것입니다. 그러기 위해서, **영문 용어 및 약어**를 함께 표기했어요.

누구보다 간호사의 마음을 잘 알고, 동일한 혈액형! 그 마음으로 이 책을 썼습니다.

선배 간호사

최성애 씀

이 책의 구성

이 책은 간호대학생과 예비 간호인, 간호사를 포함한 의학분야에 관심있는 모든 사람들을 위한 의학용어 학습서입니다. 다양한 의학용어를 보다 체계적으로 익히고, 특히 임상(실무현장)에서 즉시 활용하기 위해 실질적 이해와 간호 적용 능력을 높일 수 있는 다음과 같은 구성으로 설계되었습니다.

1. 의학용어(Term)

MI : Myocardial Infarction

* 약어 및 Full term을 함께 제시하여, 용어의 형태와 의미를 정확히 파악할 수 있어요.
예) MI : Myocardial Infarction

2. 인사이트

인사이트
LFT는 간기능검사를 의미하며, 혈액 내 간 관련 효소 및 단백질 수치를 측정하여 간의 건강 상태를 평가하는 검사입니다. 간은 대사, 해독, 단백질 합성, 소화 등

* 용어가 의미하는 의학적 개념과 병태생리, 주요 특징을 알기 쉽게 서술합니다.
* 이론적 배경은 물론 진단적/치료적 의의까지도 알 수 있어요.

3. 임상적 사고

임상적 사고
💡 원인
 - 고지혈증, 고혈압, 당뇨병, 흡연 등으로 인해 관상동맥의 내피세포가 손상되면서 죽상경화증(atherosclerosis)이 발생

* 해당 용어에서 반드시 알아야 할 임상적 핵심 개념을 심플하게 제시하여 빠르게 이해할 수 있도록 하였습니다.
* 시험, 실습, 인수인계 시 기억해야 할 핵심 내용을 요약해줍니다.

4. 간호중재

> **간호중재**
> ① 수행 전
> · 환자의 흉통 정도, 통증 양상, 발병 시각, 통증 지속 시간 파악

* 각 용어에 따라 필요한 간호중재를 3단계로 나누어 실제 임상 상황에 바로 적용할 수 있도록 구성했습니다.

구분	내용
수행 전	· 사정(Assessment) 및 계획 수립 단계로, 환자 상태 파악과 간호 준비사항을 중심으로 다룹니다.
수행	· 실제 간호를 수행하는 과정으로, 약물 투여, 처치, 환자 관찰 등을 구체적으로 서술합니다.
수행 후	· 간호 결과를 평가하고, 환자 교육, 기록, 합병증 예방 등을 포함한 사후 관리 내용을 제시합니다.

* 특정 의학용어는 필요에 따라 간호중재를 3단계로 나누지 않고 전체적으로 제시하였습니다.

5. 선배의 한마디

* 임상 경험이 풍부한 선배 간호사로서, 독자들에게 실무에서 바로 활용할 수 있는 현장 중심의 조언과 실질적인 팁을 전해주는 코너입니다.

> **🔊 선배의 한마디**
>
> **❶ 인수인계할 때**
> "이 환자 MI로 PCI하고 올라왔어요. V/S랑 Chest pain 재발 여부 꼭 확인해 주세요."
> → 심근경색으로 관상동맥중재술(PCI)을 시행한 상태를 인계하고 흉통 재발, 활력징후 모니터링 필요성을 인계합니다.
>
> **❷ 의사에게 보고할 때**
> "MI 환자 EKG에서 ST elevation 되었습니다. 추가 조치 필요할까요?"
> → ST분절 상승은 관상동맥의 재폐색이 의심되는 상황으로 응급조치 여부를 보고합니다.
>
> **❸ 간호사들 간 의사소통**
> "MI 환자니까 흉통 있으면 NTG 준비하고 바로 보고해 주세요."
> → 흉통 발생 시 질산염(Nitroglycerin) 투여 준비와 즉시 주치의에게 보고 필요성을 공유합니다.

Contents

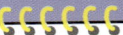

001 **ABR** 12
002 **AC** 14
003 **AGC** 16
004 **AKI** 18
005 **APN** 20
006 **aPTT** 22
007 **AST** 24
008 **AVF** 26
009 **BID** 28
010 **BMD** 30
011 **BP** 32
012 **BPH** 34
013 **BST** 36
014 **Bx** 38
015 **CABG** 40
016 **CAG** 42
017 **CBC** 44
018 **CBD** 46
019 **CFS** 48
020 **CHF** 50
021 **CKD** 52
022 **CRIF** 54
023 **CS** 56
024 **CSF** 58

025 **CTD** 60
026 **CV** 62
027 **CVA** 64
028 **Cx** 66
029 **D/T** 68
030 **DIC** 70
031 **DM** 72
032 **DNR** 74
033 **DOA** 76
034 **DT** 78
035 **DVT** 80
036 **Dx** 82
037 **EDH** 84
038 **EGD** 86
039 **EMR** 88
040 **ER** 90
041 **ERCP** 92
042 **ESD** 94
043 **ESRD** 96
044 **FIB** 98
045 **GCS** 100
046 **GI** 102
047 **GS** 104
048 **HCC** 106

049	HD	108
050	hs	110
051	HTN	112
052	ICH	114
053	ID	116
054	IM	118
055	INR	120
056	IV	122
057	IVH	124
058	LC	126
059	LFT	128
060	LOC	130
061	MI	132
062	NPO	134
063	NR	136
064	NS	138
065	NSTEMI	140
066	OA	142
067	OPD	144
068	ORIF	146
069	OS	148
070	pc	150
071	PCA	152
072	PCD	154
073	PCI	156
074	PCN	158
075	PEG	160
076	PICC	162
077	POD	164
078	PPI	166
079	PRN	168
080	PT	170
081	PTA	172
082	PTBD	174
083	PTE	176
084	QD	178
085	QID	180
086	R/O	182
087	S/P	184
088	SAH	186
089	SC	188
090	SDH	190
091	SpO2	192
092	stat	194
093	STEMI	196
094	TB	198
095	TFCA	200
096	TID	202
097	TKR	204
098	TPN	206
099	URI	208
100	UTI	210

부록 ······ 212

이 책을 활용하는 방법

- ☑ **의학용어가 알파벳 순으로 정렬되어 있어**
  영어사전처럼 빠르게 원하는 의학용어를 찾아낼 수 있습니다.

- ☑ **임상실습 전 사전학습에 적합합니다.**
  병동에서 접하게 될 질환과 용어를 미리 이해하고,
  필요한 간호중재를 예습할 수 있습니다.

- ☑ **신규 간호사 업무 준비에도 도움이 됩니다.**
  의학용어의 맥락과 간호실무를 연계하여 인수인계와 실무 대응력이 향상됩니다.

- ☑ **시험 공부용 요약본으로 활용하세요.**
  임상적 사고와 간호중재 부분만 빠르게 복습해도 충분한 효과가 있습니다.

이 책은 단순한 의학용어집이 아닌,
'간호중재에 꼭 필요한 의학용어를 빠르게 찾아 실무에 즉시 연결할 수 있는 내 손안의 의학용어 책'입니다.
언제 어디에서나 여러분과 함께할 동반자가 되어줄 것입니다.

완독 서약서

나는 지금부터 〈너만봐 간호약어집〉을 손에 쥐고,
커피 한 잔보다 진지하게 읽을 것을 엄숙히 서약합니다.

하나!
이 책의 약어 100개를 모두 끝까지 읽고,
"용어가 그런 뜻이었어?!"를
최소 3번 이상 의심할 것을 다짐합니다.

둘!
이 책의 소중한 약어들은 나만의 무기가 되고,
친구가 "그거 뭐야?" 물어도,
미소로만 답하겠습니다.

셋!
100개의 약어를 읽고, 적어도 80개는
"할 수 있다!"라고 느낄 때까지 복습하겠습니다.

서약자 : _____(서명)

구매일: _____ 년 ____ 월 ____ 일

ABR : Absolute Bed Rest

인사이트

ABR은 Absolute Bed Rest의 약어로, 우리말로는 절대 침상 안정 또는 절대안정을 의미합니다. 이는 환자가 반드시 침상에 누운 상태로 휴식을 취해야 하는 처방으로, 침상 밖으로의 이동이 금지되는 상태를 말합니다. 환자에게 ABR 처방이 내려지면 침상에 ABR 표지판이 부착되고, 화장실 출입도 제한되는 경우 간이용변기, Foley catheter(소변줄), 기저귀(Diaper) 등을 사용하여 침상에서 배설을 해결하게 됩니다.

임상적 사고

- 절대 안정이 필요한 상황에서 적용
- 움직임으로 인해 상태 악화나 합병증 발생 위험이 있는 경우 시행
- 적용 사례
    - 수술 후 안정이 필요한 경우
    - 낙상 고위험 환자
    - 조산 위험이 있는 산부
    - 그 외 안정이 필요한 기타 환자
- ABR 시행 시 부동으로 인한 합병증(예 : DVT) 발생 가능성이 높아지므로 주의가 필요함
- 불필요한 ABR은 피하고, 적절한 시점에 조기 보행(Early ambulation)으로 전환하는 것이 권장됨

간호중재

1 수행 전

- ABR 처방 여부 확인 후 ABR 표지판 부착
- 환자 및 보호자에게 ABR 시행 목적과 주의사항 설명
- 필요시 Foley catheter, 간이용변기 준비 및 적용
- 침상과 환경을 정돈하여 안전하고 편안한 상태 유지

2 수행

- V/S 및 전신 상태 관찰
- DVT 예방을 위한 사지 운동, 마사지, 필요 시 IPC(간헐적 공기압박기) 적용
- 피부 상태 관찰 및 욕창 예방 : 주기적 체위 변경 시행
- 배뇨·배변 상태 관찰 및 기록
- ABR time(절대 안정 유지 시간) 확인 후 불필요한 장기 ABR 방지

3 수행 후

- ABR 기간 종료 후 조기보행 계획 수립 및 안전한 보행 시작
- 초기 보행 시 어지러움, 저혈압 여부 확인, 낙상주의
- 이후 활동 범위를 점진적으로 확대하면서 환자의 회복 상태 관찰

📢 선배의 한마디

❶ 인수인계할 때

"이 환자 ABR 중이고 화장실까지 출입 금지입니다."

→ 절대 침상 안정 상태라 이동 금지이며 화장실도 간이변기나 Foley catheter를 사용합니다.

❷ 의사에게 보고할 때

"ABR 유지 중인데 환자가 스스로 내려가려 해요. 낙상 위험 있습니다."

→ ABR 처방 상태임을 강조해 의사에게 추가 지시를 요청합니다.

❸ 간호사들 간 의사소통

"ABR이니까 체위변경 2시간마다 꼭 지켜주세요."

→ ABR 환자는 움직이지 않기 때문에 욕창 예방 위해 2시간 간격으로 체위 변경이 필수입니다.

AC : Ante Cibum

인사이트

AC는 Ante Cibum의 약어로, 우리말로 식전(식사 전)을 의미합니다. 의료 현장에서 약물 처방 시, 식사 전에 복용해야 하는 약물을 나타낼 때 사용하는 용어입니다. 'Ante'는 '앞'을, 'Cibum'은 '음식'을 뜻하므로 식사 전에 약물을 복용한다는 의미입니다. 이는 약물의 성분에 따라 공복 시 흡수가 더 잘 이루어지거나, 식사 전에 복용해야 약효가 최대화되는 경우 적용됩니다.

임상적 사고

- AC는 식전 복용으로 처방되며, 약물의 흡수율 및 약효를 높이기 위한 중요한 복용 지침
- 대표적인 식전 복용 약물
  - **씬지로이드정(갑상선 기능 저하증 치료제)** : 공복 시 흡수 증가(↑)
  - **철분제** : 공복 시 흡수 증가(↑)
  - **식욕촉진제** : 식욕 증진을 위해 식사 전에 복용
  - **인슐린 분비 촉진제(아마릴정)** : 식후 혈당 급상승을 조절하기 위해 식전 복용

간호중재

1 수행 전

- 처방 약물의 복용 시간(식전/식후/기타)을 정확히 확인
- 환자 및 보호자에게 식전 복용 약물임을 명확히 설명
- 식전 복용 시 공복 시간(보통 식사 30분~1시간 전)을 안내

2 수행

- 식전 약물은 반드시 식사 전 타이밍을 맞추어 투약
- 환자가 식사를 못하거나 식사 시간이 변동될 경우, 투약 가능 여부 확인 후 의사에게 보고
- 다른 약물과 복용 간격 조정이 필요한 경우 주의

3 수행 후

- 약물 복용 후 약효 및 이상반응 모니터링
- 복약 순응도 확인 및 반복 교육 진행
- 약물 효과 및 환자의 상태 변화 지속 관찰

AC : Ante Cibum

📣 선배의 한마디

식전으로 복용하는 경우 약명 뒤에 'AC'를 붙여서 표기를 하게 됩니다. 예를 들면, '씬지로이드정 0.05mg QD AC'라고 처방전에 쓰여져 있다면, 이는 '씬지로이드정 0.05mg 하루 한 번 식전에 복용'으로 이해합니다.

<약 처방전 예시>

메게스테롤 1p TID AC : 아침 식전, 점심 식전, 저녁 식전으로 복용합니다.
Ferrous Sulfate 1T TID AC : 철분제 하루 3번 식전에 복용합니다.
Amaryl 2mg QD AC : 당뇨병 약, 하루 한 번 아침 식전 복용합니다.

AGC : Advanced Gastric Cancer

인사이트

AGC는 Advanced Gastric Cancer의 약어로, 진행성 위암을 의미합니다. 위벽의 침범 깊이에 따라 조기 위암(EGC, Early Gastric Cancer) 과 진행성 위암(AGC)으로 구분합니다. 진행성 위암(AGC) 은 암세포가 점막하층을 넘어 근육층 이상까지 침범한 상태로, 위 주변 림프절이나 간, 췌장, 비장 등 인접 장기로 전이되거나, 림프관 및 혈관을 통해 원격 전이될 가능성이 높은 상태입니다. TNM[1] Staging 분류에서 T2 이상에 해당하며, T2(근육층 침범), T3(장막하층 침범), T4(장막층을 넘어 주변 장기 침범)이 포함됩니다.

임상적 사고

- EGC(조기위암)[2] : T1 단계, 점막/점막하층 국한 → 치료 시 완치율 90% 이상
- AGC(진행성 위암) : 근육층 이상 침범 → 림프절 및 원격 전이 가능성 증가(↑)
- 원인
  - 환경적 요인 : 헬리코박터균 감염, 염분 과다 섭취, 저장 음식, 가공육, 흡연
  - 유전적 요인 : 가족력(2~3배 위험 증가)
- 조기 검진과 건강한 식습관이 예방 및 조기 발견에 중요
- 진행성 위암은 수술, 항암화학요법, 표적치료 등 다학제적 치료 필요

---

1 **TNM Staging** : TNM(Tumor-Node-Metastasis) 분류법
   1. 종양의 상태(Tumor)
      T1 : 종양(암세포)이 점막 또는 점막하층까지 파고들었다.
      T2 : 종양이 근육층까지 파고들었다.
      T3 : 종양이 장막하층까지 파고들었다.
      T4 : 종양이 장막층을 뚫고 주변 장기의 세포까지 파고들었다.
   2. 림프관 전이 정도(Node)
      N0 : 주위 림프절에 암세포의 전이가 없다.
      N1 : 1~2개의 주위 림프절 전이가 있다.
      N2 : 3~6개의 주위 림프절 전이가 있다.
      N3a : 7~15개 주위 림프절 전이가 있다.
      N3b : 16개 이상 주위 림프절 전이가 있다.
   3. 원격 전이 정도(Metastasis)
      M0 : 다른 장기로 전이되지 않았다.
      M1 : 다른 장기로 전이되었다.
2 EGC : Early Gastric Cancer

간호중재

1 수행 전

- 환자와 보호자에게 질환 설명 및 치료 계획 안내
- TNM Staging, 전이 여부, 치료 가능성 확인
- 정서적 지지 및 환자의 정서 상태 사정
- 영양 상태 평가 및 필요 시 영양 상담 연계

2 수행

- 수술 전·후 체력 관리 및 합병증 예방 간호
- 항암치료 중 부작용 관리(구역, 구토, 식욕부진, 탈모 등)
- 통증 사정 및 관리(통증 경감 중재 적용)
- 감염 예방 간호 및 면역력 유지 지도
- 정기적 활력징후, 체중, 영양 상태 모니터링

3 수행 후

- 지속적인 영양·체중 관리
- 정기적 검진 및 치료 일정 준수 여부 확인
- 심리·정서적 지원(필요 시 상담 연계)
- 삶의 질 향상을 위한 교육 및 자원 연계
- 가족 교육 : 재발 예방, 건강한 생활습관 형성 지도

📢 선배의 한마디

❶ 인수인계할 때

"이 환자 AGC로 수술 예정이고, T3N1M0 스테이징이에요."

→ 진행성 위암 상태를 TNM 병기와 함께 현재 상태를 설명합니다.

AGC : Advanced Gastric Cancer

AKI : Acute Kidney Injury

인사이트

AKI는 Acute Kidney Injury의 약어로, 급성콩팥손상(급성 신부전)을 의미합니다. 신장이 갑자기 정상 기능을 상실하여 노폐물과 불필요한 수분, 전해질이 체내에 축적되는 상태로, 임상에서는 일반적으로 소변량이 하루 400mL 이하로 감소할 경우 의심하게 됩니다. AKI는 신장의 회복 가능성이 있는 급성 상태이며, 조기 치료 시 정상 기능으로 회복될 수 있지만, 진행 시 만성콩팥병(CKD)으로 발전할 수 있습니다.

임상적 사고

- **AKI는 발생 원인에 따라 세 가지로 구분**
  - 신장 이전 원인(Prerenal) : 출혈, 저혈압, 심한 탈수, 심부전
  - 신장 자체 원인(Renal) : 사구체 신염, 신독성 약물, 혈관 이상
  - 신장 이후 원인(Postrenal) : 전립선 비대증(BPH), 종양, 요로 폐색

- **주요 증상**
  - 핍뇨(하루 소변량 400mL 미만), 체중 증가, 부종
  - 전해질 불균형(고칼륨혈증, 산혈증), 산염기 불균형
  - 심혈관계 변화(고혈압, 폐부종), 신경계 증상(혼동, 발작)
  - 소화기 증상(구토, 오심), 호흡기 증상(호흡곤란, 폐출혈)

- **진단은 I/O Check(Intake & Output)와 혈액 검사(BUN, Creatinine, 전해질)로 확인**

- **치료 목표**
  - 원인 제거, 신기능 회복, 만성화 예방

간호중재

1 수행 전

- 환자의 원인 질환 및 병력 확인
- 활력징후(V/S), 체중 측정, I/O Check 시행
- 환자 및 보호자에게 질환 특성과 관리 방법 설명

2 수행

- I/O Check : 시간당 소변량, 색, 투명도 관찰 및 기록
- 혈압, 맥박, 호흡수 관찰하여 체액 상태 및 전해질 이상 감시
- 필요 시 수액 조절(IV Fluid 속도, TPN 관리)
- 부종, 가려움증, 피부 손상 예방을 위한 피부 간호
- 고칼륨혈증, 산혈증 등 전해질 이상 시 응급처치 준비 및 모니터링
- 식이관리 : 수분 섭취, 단백질 섭취 조절에 대한 교육 및 적용

3 수행 후

- 소변량 변화 및 전해질 수치 지속적 모니터링
- 신기능 회복 여부 평가(혈청 크레아티닌, BUN 변화 등)
- 만성화 예방을 위한 지속적 교육과 추적 관찰
- 필요 시 투석 준비 및 관리(환자 상태 변화 시 신속 대응)

📢 선배의 한마디

❶ 인수인계할 때

"AKI 환자로, 소변 줄어들고 있어서 Foley 유지 중이에요. I/O 정확히 확인해 주세요."
→ 소변량 감소(Oliguria)가 있어 요관 삽입(Foley catheter) 상태임을 공유하고, 수분 섭취량과 배설량(Input/Output) 모니터링을 함께 강조합니다.

❷ 의사에게 보고할 때

"선생님, AKI 환자인데 오늘 소변량 200ml밖에 안 나와서 추가 지시 필요할 것 같습니다."
→ 소변량 급감, 전해질 불균형, 체액 과다 등의 우려로, 의사에게 추가적인 투약, 수액 조절, 투석 필요성 등을 상의합니다.

❸ 간호사들 간 의사소통

"AKI 환자니까 수액 너무 많이 안 들어가게 속도 조절해 주세요."
→ 신기능 저하로 체액 과부하 위험이 있으므로 수액 속도 및 양을 조절해야 함을 강조합니다.

AKI : Acute Kidney Injury

APN : Acute Pyelonephritis

인사이트

APN은 Acute Pyelonephritis의 약어로, 급성신우신염을 의미합니다. 이는 신장(콩팥)에 발생한 급성 세균성 감염으로, 요로 감염(UTI)의 일종입니다. 주로 대장균(Escherichia coli)에 의한 감염이 가장 흔하며, 요도염이나 방광염이 상행 감염되어 신장까지 염증이 확산되는 경우가 많습니다. 남녀 모두 발생할 수 있으나 여성에게서 발병률이 높고, 특히 요도의 길이가 짧아 세균 침입이 용이한 젊은 여성에서 흔하게 발생합니다.

임상적 사고

원인
- 대장균 감염
- 방광염, 요도염으로부터의 상행 감염
- 요로 기형, 전립선 비대증, 배뇨장애, 요로폐색 등 기저질환 존재 시 위험 증가

증상
- 고열(발열)
- 옆구리 통증(신장 부위)
- 구토, 오심
- 혈뇨(hematuria), 배뇨통, 빈뇨
- 전신 피로, 허약감

진단
- 요검사(소변 검사), 소변 배양 검사
- 혈액 검사(CBC, 염증 수치 확인)
- 필요한 경우 영상 검사(복부 CT, 신장 초음파 등)

예방
- 소변을 참지 않고 규칙적으로 배뇨
- 충분한 수분 섭취(하루 1.5~2L)
- 항문-요도 간의 위생 관리 철저
- 조기 진단 및 치료

간호중재

1 수행 전

- 증상 사정 : 발열, 통증 위치, 배뇨 증상 여부 확인
- 활력징후(V/S) 측정 : 고열, 맥박수 증가 확인
- 환자 및 보호자에게 질환 특성, 치료 과정 설명
- 필요 시 수분 섭취 가능 여부 평가 및 교육

2 수행

- 수액요법 시행 : 수분 공급을 통한 요배출 촉진
- 항생제 투여 관리 : 처방에 따른 정맥 주사 또는 경구 항생제 투여
- 소변량, 색깔, 냄새 등의 I/O Check
- 고열 시 해열제 투여 및 체온 관리
- 통증 사정 및 완화 간호
- 충분한 침상 안정 및 휴식 제공
- 피부 청결 유지 및 위생 간호 시행

3 수행 후

- 치료 경과 모니터링 : 증상 호전 여부, 발열 감소 여부 확인
- 재발 예방을 위한 교육 제공
  - 개인 위생 관리
  - 충분한 수분 섭취
  - 배뇨 습관 개선
    * 증상 지속 시 추가 검사(CT 등) 필요성 주지
    * 퇴원 후 외래 경과 관찰 및 추후 관리 계획 수립

📣 선배의 한마디

❶ 인수인계할 때
"이 환자 APN으로 입원했어요. 열 계속 나니까 V/S 자주 확인해주세요."
→ 급성신우신염으로 고열, 오한이 동반되므로 활력징후(Vital Sign) 모니터링을 강조합니다.

❷ 의사에게 보고할 때
"APN인데 flank pain이 심해져서 추가 진통제 필요합니다."
→ 측복부통증(flank pain) 심해지면 추가 진통제 처방 필요성을 보고합니다.

❸ 간호사들 간 의사소통
"APN이라 hydration 중요하니까 수액 속도 정확한지 확인해 주세요."
→ 급성신우신염 환자에게는 수분 공급(hydration)이 중요하므로 수액 관리는 필수입니다.

aPTT : activated Partial Thromboplastin Time

인사이트

aPTT[1]는 activated Partial Thromboplastin Time의 약어로, 우리말로는 활성화부분트롬보플라스틴시간으로 불립니다. 혈액응고 과정 중 내인성 경로와 공통 경로의 기능을 평가하는 검사로, 혈액이 응고되기까지 걸리는 시간을 측정합니다. 임상에서는 '에이피티티'라고 주로 부르며, 헤파린 치료 모니터링이나 혈액응고 이상 유무 확인 목적으로 널리 사용됩니다.

임상적 사고

- 헤파린 치료 환자의 경우 정상 대비 1.5~2.5배 연장된 수치가 치료 목표
- aPTT 결과 해석
    - **시간 연장(↑)** : 헤파린 투여, 혈우병 A 또는 B, DIC(파종성 혈관 내 응고), 간질환(응고인자 생성 저하)
    - **시간 단축(↓)** : 항응고 물질 감소(항트롬빈 Ⅲ 감소 등), 임신(생리적 응고 증가)

---

1 aPTT 또는 APTT 두 용어 모두 표기가 가능하다.

간호중재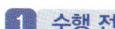

1 수행 전

- 검사 전 환자에게 검사 목적과 과정 설명
- 최근 항응고제 복용 여부, 간질환 병력 확인
- 채혈 시간을 정확하게 기록(항응고제 치료 시 중요)

2 수행

- 정확한 채혈 및 적절한 항응고제 사용 여부 확인
- 검사 결과값 모니터링 및 기록
- 치료 목표 수치 범위 내 유지 여부 확인(헤파린 사용 환자)

3 수행 후

- aPTT 결과에 따라 헤파린 용량 조정 여부 확인 후 주치의에게 보고
- 출혈 경향 관찰 : 잇몸 출혈, 혈뇨, 타박상 등 유무 확인
- 환자 및 보호자에게 출혈 예방 교육 시행
- 반복 검사 시 검사 일정 관리 및 재교육

📢 선배의 한마디

❶ 인수인계할 때

"aPTT 연장되서 Heparin용량 줄였어요."
→ aPTT가 기준보다 높으면 출혈 위험이 있으므로 Heparin 용량 조절 상황을 공유합니다.

❷ 의사에게 보고할 때

"선생님, aPTT가 연장되서 출혈 위험 있어서 Heparin 주입 속도 조절이 필요할 것 같습니다."
→ 기준 범위를 넘어가면 즉시 의사에게 보고하여 투여 속도나 용량 조절을 의논합니다.

❸ 간호사들 간 의사소통

"aPTT 내일 오전에 다시 채혈해야 하니까 시간 꼭 맞춰주세요."
→ 채혈 시간 준수가 중요하며, Heparin 주입 후 일정 시간 간격으로 반복 검사가 필요합니다.

AST : Antibiotic Skin Test

인사이트

AST는 Antibiotic Skin Test의 약어로, 항생제 투여 전 약물 알레르기 반응 여부를 확인하기 위해 시행하는 피부반응 검사입니다. 주로 베타락탐계 항생제와 같이 알레르기 반응 위험이 높은 항생제를 투여하기 전에 시행합니다. 환자의 팔 안쪽 피부 아래에 소량의 항생제를 주입한 후, 일정 시간 후 팽진(부풀어 오름)과 발적(붉은 반응) 발생 여부를 관찰합니다.

임상적 사고

- **검사 목적** : 항생제 알레르기 반응 사전 확인 및 중증 부작용 예방
- **알레르기 반응 유형**
    - **즉시형(투여 후 1시간 이내)** : 두드러기, 비염, 기관지 경련, 아나필락시스
    - **지연형(투여 후 수일~수주)** : 피부 발진, Stevens-Johnson 증후군, 독성 표피 괴사 등
- **AST 검사 대상 항생제**
    - 페니실린계(Penicillins)
    - 세팔로스포린계(Cephalosporins)
    - 카바페넴계(Carbapenems)
    - 모노박탐계(Monobactams)
- **검사 결과 해석**
    - **양성(팽진/발적)** : 해당 항생제 사용 금지, 대체 약물 선택
    - **음성(반응 없음)** : 신중히 투여(단, 100% 안전을 보장하는 것은 아님)
- **주의사항**
    - 카바페넴계 및 모노박탐계 항생제는 AST 유용성 논란이 있어 병원 방침 따름
    - 결과 해석 후 반드시 주치의 판단하에 투약 여부 결정

간호중재

1 수행 전

- AVF 수술 예정 팔은 보호(Arm Save)
- 해당 팔에는 채혈, 혈압 측정, IV 주사 금지
- 침상 인식표 및 팔찌 부착하여 의료진 모두 인지하도록 관리
- 환자 교육
  * AVF가 생명줄임을 이해시키고 팔 보호 습관 형성

2 수행

- 수술 직후
  - 팔을 심장보다 높이 올려 부종 예방
  - 상처 부위 소독 및 감염 예방
  - 출혈 여부, 통증, 감각 이상 확인
- 성숙 전 관리
  - 실밥 제거(S/O) : 수술 후 약 2주
  - 손 쥐었다 펴기 운동 권장 → 혈관 굵기와 탄성 확보
  - AVF 성숙까지 6~8주 소요

3 수행 후

- 성숙 후 AVF 기능 확인 : Thrill(찌릿한 진동) 및 Bruit(청진 시 '슉슉' 소리) 확인
  * 매일 확인하여 기능 이상 시 즉시 보고
- 혈관 손상 및 감염 예방 교육
- 환자가 일상에서 AVF 보호를 지속할 수 있도록 교육

A : Arterio Venous Fistula

📢 선배의 한마디

❶ 인수인계할 때
"이 환자 AVF 혈류 약해져서 Thrill 잘 안 느껴지니까 교대 근무 때 다시 확인해 주세요."
→ 동정맥루의 혈류 상태가 약해진 것을 인계하며, 혈관 진동감(Thrill) 재확인 필요성을 강조합니다.

❷ 의사에게 보고할 때
"선생님, AVF 부위 Thrill이 안 만져지고 Bruit도 안 들려서 응급조치 필요할 것 같습니다."
→ AVF 폐색(혈전 형성) 가능성이 있어 즉시 의사에게 보고하여 추가 조치 필요성을 전달합니다.

❸ 간호사들 간 의사소통
"AVF 쪽 팔로 혈압 재지 마시고, 채혈도 금지예요."
→ AVF 쪽 팔은 혈압 측정, 채혈, 주사 금지 원칙을 공유합니다.

BID : Bis In Die

인사이트

BID는 Bis In Die의 약어로, 하루에 두 번 투약을 의미합니다. 환자는 보통 12시간 간격으로 하루 두 번 약물을 복용하거나 처치 받습니다. 임상에서는 흔히 '비아이디'라고 읽으며, 투약 시 처방전에 BID로 표기됩니다.

임상적 사고

- 하루 24시간 기준 : 12시간 간격으로 2회 투약
- 병동에서는 주로 오전 8시와 오후 8시 기준으로 시행
- 예시 처방
    - Ibuprofen 400mg 1T BID PC
      * 이부프로펜 400mg 한 알을 하루 두 번 식사 후(12시간 간격) 경구로 복용

간호중재

1 수행 전

- BID 처방 시 투약 시간(12시간 간격)을 정확히 파악
- 병동 스케줄(보통 7시/19시)에 맞추어 투약 시간 계획
- 식전/식후 여부, 수면 전 여부 확인 후 복약 지도 준비

2 수행

- 투약 시 처방을 확인 후 정확한 시간에 투약
- 검사, 수술, 이동 등 일정 변화 시 의사와 협의 후 시간 재조정
- 식사 전 또는 식사 후 등 복약 지침 준수하여 제공

3 수행 후

- 퇴원 시 환자 및 보호자에게 하루 두 번, 일정 간격 유지 교육
- 복약 순응도를 높이기 위한 반복 교육 및 이해 확인

BID : Bis in Die

📢 선배의 한마디

❶ 약 처방전

Metformin 500mg 1T BID AC : 메트포르민 500mg, 하루 2번 아침 식전, 저녁 식전 복용합니다.

❷ 인수인계할 때

"이 환자 Metformin BID AC니까 아침·저녁 식전 꼭 챙겨주세요."

❸ 의사에게 보고할 때

"메트포르민 BID인데 환자가 저녁 걸렀대요. 추가 복용 필요할까요?"

BMD : Bone Mineral Density

인사이트

BMD는 Bone Mineral Density의 약어로, 우리말로는 골밀도검사를 의미합니다. 뼛속에 포함된 칼슘과 같은 미네랄 성분의 밀도를 측정하여 뼈의 건강 상태와 골다공증 위험을 평가하는 검사입니다. 주로 DXA(Dual-energy X-ray Absorptiometry) 장비를 사용하여 엉덩이 고관절, 허리 척추 부위를 측정합니다.

임상적 사고

검사 목적
- 골다공증 및 골연화증 조기 발견
- 골절 위험 평가 및 치료 경과 확인

검사 필요 대상
- 65세 이상 여성, 70세 이상 남성
- 폐경 전후 여성
- 호르몬 이상 환자(저테스토스테론, 갑상선/부갑상선 기능 항진증)
- 류마티스 관절염, 흡수장애 질환, 다발성 골수종
- 특정 약물 복용자, 저체중 환자(BMI 18.5 미만)

검사 준비
- 금식 불필요
- 금속 없는 의류 착용
- 신장, 체중 측정

검사 원리 및 방법
- DXA 장비 사용
- 주로 엉덩아 고관절 및 허리 척추 부위 측정
- 검사 시간 약 5분 내외

결과 해석(T-score 기준)
- 정상 : T-score $\geq$ -1.0
- 골감소증 : -2.5 < T-score < -1.0
- 골다공증 : T-score $\leq$ -2.5
- 심한 골다공증 : T-score $\leq$ -2.5 이면서 이미 골절이 있는 경우

간호중재

1 수행 전

- 환자에게 검사 목적과 과정 설명
- 금속 제거 및 의류 확인
- 검사 전 키와 몸무게 측정

2 수행

- 검사 자세 유지하도록 돕기
- 검사 중 불편감 발생 여부 확인
- 검사 시간 약 5분, 긴장 완화 지원
- T-score 확인 후 약물 처방여부 확인

3 수행 후

- 검사 후 일상생활에 제한 없음 안내
- 검사 결과(T-score) 설명 및 관리 교육
- 고위험군 환자에게는 정기적 검사 필요성 강조
- 골다공증 예방을 위한 영양, 운동, 약물 복용법 교육

📢 선배의 한마디

❶ 인수인계할 때

"이 환자 BMD 검사 결과 T-score -2.8 나와서 골다공증 진단됐어요. 비타민 D 하고 칼슘제 처방났으니까 투여 확인하고 낙상 주의해주세요."

→ 골밀도검사 결과를 인계시 처방된 약물 투여를 확인하고, 골밀도 수치 감소로 인한 골절 위험으로 낙상 예방 간호를 강조합니다.

❷ 의사에게 보고할 때

"이선생님, BMD 검사 결과 T-score -2.5으로 나왔는데 골다공증 약 처방 추가해야 할까요?"

→ BMD 검사 결과를 확인하고, 검사 결과 골다공증 기준 이하일 경우 주치의 보고를 통해 추가 약물 처방 필요 여부를 확인합니다.

BMD : Bone Mineral Density

BP : Blood Pressure

인사이트

BP는 Blood Pressure의 약어로, 우리말로는 혈압을 의미합니다. 혈관 내 혈액이 혈관 벽에 가하는 압력으로, 심장이 수축하면서 혈액을 전신으로 보내는 과정에서 형성됩니다. 혈압은 신체의 산소와 영양 공급, 혈류 순환 유지에 필수적인 지표로, 임상에서는 가장 기본적이고 중요한 활력징후(V/S) 중 하나입니다.

임상적 사고

- 정상 혈압 : 120/80 mmHg 미만
- 고혈압[1]
- 저혈압 : 90/60 mmHg 이하
- SBP(Systolic Blood Pressure) : 수축기 혈압
  - 심장이 수축할 때 혈관벽에 가해지는 최고 압력
    * 예 : 120/80 mmHg → 120이 SBP
- DBP(Diastolic Blood Pressure) : 이완기 혈압
  - 심장이 이완하여 혈액을 받아들일 때 혈관벽에 가해지는 최저 압력
    * 예 : 120/80 mmHg → 80이 DBP
- Pulse Pressure : 맥압
  - SBP와 DBP 차이(정상 약 40 mmHg)
  - 과도하게 크면 동맥 경화 가능성 있음
- 임상적 의의
  - **고혈압** : 뇌졸중, 심혈관질환, 신장 손상 위험 증가(↑)
  - **저혈압** : 어지럼증, 실신, 장기 혈류 저하 가능성 있음
  - 혈압은 질환, 활동, 스트레스, 식이 등 다양한 요인에 따라 변동, 반복 측정과 경과 관찰이 필요

---

1 혈압의 범위 :

범위	혈압(mmHg)
고혈압 전 단계	130/80 ~ 140/90 미만
1기 고혈압(경도)	140/90 ~ 160/100 미만
2기 고혈압(중등도 이상)	160/100 이상

간호중재

1 수행 전

- 정확한 혈압 측정 기구 선택(팔 둘레, 자동/수동 여부)
- 측정 전 5분 정도 안정된 상태 확인
- 카페인 섭취, 운동 직후는 피하기

2 수행

- 정확한 측정 자세(등받이 있는 의자, 팔을 심장 높이에 두기)
- 고혈압 환자는 측정 시간, 측정 조건 기록

3 수행 후

- 고혈압, 저혈압이 확인 시 양팔 반복 측정 후 의사 보고
- 변화 경향 기록 → V/S 차트 및 EMR에 기록
- 고혈압/저혈압 환자에게 생활습관 교육
  - 염분 제한, 체중 관리, 운동 권장
  - 스트레스 관리, 정기적 혈압 측정 유지
    * 약물 복용 여부 확인 및 복약 순응도 지도

📢 선배의 한마디

❶ 인수인계할 때

"이 환자 BP 낮아서 기립성 저혈압 주의해야 해요. 낙상주의와 체위변경할 때 천천히 해주세요."

→ 혈압이 낮은 환자는 기립성 저혈압과 낙상 주의 필요성을 인계합니다.

"BP 계속 올라가서 항고혈압제 용량 조절했어요. 혈압 변화 잘 확인해주세요."

→ 혈압 상승으로 약물 조절 상황과 혈압변화 모니터링 필요성을 공유합니다.

❷ 의사에게 보고할 때

"SBP 계속 180 넘게 나오는데 추가 항고혈압제 필요할까요?"

→ 고혈압 지속 시 주치의 보고하여 약 추가 또는 용량 조절 여부 상의합니다.

❸ 간호사들 간 의사소통

"BP 불규칙하게 나오니까 반대쪽 팔로 다시 재봐 주세요."

→ 측정값이 이상할 경우 다른 팔, 반복 측정 필요성을 동료에게 공유합니다.

BP : Blood Pressure

BPH : Benign Prostatic Hyperplasia

인사이트

BPH는 Benign Prostatic Hyperplasia의 약어로, 우리말로는 양성전립샘비대를 의미합니다. 전립선 조직의 크기가 증가하여 방광과 요도를 압박하면서 배뇨 장애를 유발하는 상태입니다. 전립선은 방광 바로 아래 위치하며 정액 생성에 관여하는 기관입니다. BPH는 양성(benign) 변화로 전이되지 않으며, 적절한 치료를 통해 증상 완화가 가능합니다.

임상적 사고

- **주요 증상** : 잔뇨감, 빈뇨(소변 자주 보기), 야간뇨(밤에 자주 깨서 배뇨), 배뇨 지연, 요로 감염, 방광결석, 혈뇨, 심한 경우 수신증(소변이 신장으로 역류) 발생 가능
- **원인** : 노화, 유전적 요인, 호르몬 변화(테스토스테론 관련)
- **치료 방법**
  - **대기요법(생활습관 개선)** : 수분 섭취 시간 조절, 카페인 및 알코올 제한, 배뇨 습관 개선
  - **약물치료** : 알파차단제, 5알파환원효소 억제제
  - **수술치료** : 경요도 전립선 절제술(TURP[1])
  - 도뇨관 삽입(유치도뇨관 사용)
    * 일시적 처치 시
- **임상적 의의**
  - 고령 남성에게 흔한 질환으로 삶의 질에 큰 영향
  - 조기 관리 시 합병증 예방 가능

---

1 TURP : Transurethral Resection of the Prostate

간호중재

1 수행 전

- 증상(빈뇨, 야간뇨, 배뇨 지연 등) 사정
- 방광 초음파, 잔뇨량 확인
- 약물 복용 여부 및 부작용 사전 확인

2 수행

- 약물 복용 시 부작용(저혈압, 어지럼증 등) 모니터링
- V/S(활력징후) 확인 및 낙상 예방 교육
- 수술 전 교육 : TURP 예정 시 수술 방법, 회복 과정 설명
- 수술 후 관리
  - 출혈 여부 확인
  - 유치도뇨관 관리
  - 감염 예방 간호 시행

3 수행 후

- 퇴원 후 생활습관 교육
  - 배뇨 리듬 맞추기
  - 과도한 음주 및 수분 섭취 피하기
  - 규칙적인 배뇨
- 정기검진 필요성 교육하고 재발 방지 및 증상 관리를 위한 지속적 관찰

BST : Blood Sugar Test

인사이트

BST는 Blood Sugar Test의 약어로, 우리말로는 혈당검사를 의미합니다. 혈액 내 포도당(혈당) 농도를 측정하여 혈당 수치가 정상인지, 고혈당인지, 저혈당인지를 평가하는 검사입니다. 주로 공복 혈당과 식후 2시간 혈당 측정을 통해 혈당 조절 상태를 파악합니다.

임상적 사고

혈당 정상 수치

검사 유형	정상 수치	당뇨환자 조절 목표
공복 혈당(FBS)	70~100 mg/dL	80~130 mg/dL
식후 2시간 혈당(PP2)	90~140 mg/dL	180 mg/dL 미만

* 예 : 당뇨 환자의 식후 2시간 혈당(PP2)이 170 mg/dL로 측정된 경우
  ☞ 정상 범위는 아니지만, 당뇨 환자 조절 목표(180 mg/dL 미만)에 부합함으로 조절이 잘되고 있는 상태로 평가

혈당 증가 원리
- 음식 섭취 후 췌장의 인슐린 분비
- 인슐린 부족/효과 감소 시 혈중 포도당 상승으로 고혈당 발생
- 고혈당 지속 시 소변으로 당 배출되는 당뇨병 발생

BST 검사 방법
- 손가락 끝 채혈 후 혈당 측정기로 확인
- 손가락 옆면을 찌르고 자연스럽게 혈액 채취
- 결과 수치를 즉시 확인 가능

간호중재

1 수행 전

- 환자에게 검사 목적 설명
- 공복 혈당 검사 시 8시간 금식 확인

2 수행

- 손가락 옆면 소독 후 정확한 채혈
- 혈당 측정기 작동 여부 확인 후 측정
- 손가락 쥐어짜기 금지 : 부정확한 결과 방지
- 결과값 기록 : V/S 기록지, 간호기록지 입력

3 수행 후

- 고혈당/저혈당 시 의사 보고 및 처치 시행
- 혈당 조절 관련 교육
  - 자가 혈당 측정 방법
  - 혈당 조절을 위한 식이/운동 요법
  - 고혈당 · 저혈당 증상 인지 및 대처법 안내
    * 고혈당일 경우 : RI Sliding Scale에 따라 인슐린 투여
    * 저혈당일 경우 : 식사 여부 및 약복용 확인, 금기 아니라면 당 보충, 주치의 보고 후 약 변경 등 추가 처방
- 당뇨병 환자의 경우 자가 관리 능력 강화 지도

BST : Blood Sugar Test

📢 선배의 한마디

❶ 인수인계할 때

"이 환자 BST 하루 4번이니까 식전마다 꼭 체크해 주세요."

→ 하루 4회 혈당검사(아침/점심/저녁 식전, 취침 전)를 다음 근무자에게 정확히 인계합니다.

"이 환자 BST 잘 떨어지니까 검사 후 수치 꼭 기록하고 확인 잘 해주세요."

→ 혈당 수치 변화가 큰 환자는 검사 결과를 놓치지 않도록 재확인과 기록을 강조합니다.

Bx : Biopsy

인사이트

Bx는 Biopsy의 약어로, 우리말로는 생검 또는 조직 검사를 의미합니다. 신체의 특정 장기나 조직에서 일부를 채취하여 병리학적으로 분석함으로써 이상 유무, 질환 여부를 확인하는 검사입니다. 주로 종양, 염증, 감염 등을 확인하기 위해 다양한 장기(폐, 피부, 간, 유방 등)에서 시행됩니다.

임상적 사고

○ 검사 목적
- 종양, 염증, 감염 등 이상 조직 상태 확인
- 암의 유무 및 암의 종류, 등급, 병기 평가
- 치료 방침 및 예후 결정

○ 검사 과정
- **조직 채취** : 국소 마취 또는 수면/전신마취 후 조직 일부 채취
  * 폐, 피부, 간, 유방 등에서 시행 가능
- **생검통 보관** : 채취한 조직은 포름알데히드 등 보관 용액이 담긴 생검통에 보관
- **병리 검사** : 병리과에서 현미경 분석 및 진단 보고서 작성

○ 임상적 의의
- **정확한 진단** : 암 여부, 염증성 질환, 감염 확인
- **암 등급 및 병기 확인** : 치료 방향 설정
- 비정상 조직 원인 분석

간호중재

1 수행 전

- 검사 목적 및 방법 환자에게 설명
- 알레르기 병력 확인(마취제, 조영제 등)
- 검사 전 금식 여부 확인 및 준비
- 필요시 응고 검사(PT, aPTT) 결과 확인 후 검사 시행 준비

2 수행

- 검사 시 환자 안위 확인
- 조직 채취 후 출혈 여부 및 통증 사정
- 채취한 조직이 정확히 보관, 병리과로 안전하게 전달되도록 관리

3 수행 후

- 검사 부위 출혈 및 감염과 통증 여부 확인
- 국소 부위 지혈, 압박 적용 후 안정
- 활력징후(V/S) 관찰
- 검사 결과 보고 후 환자 및 보호자에게 교육
- 암 진단 시 추가 검사 및 치료 연계 지원

CABG : Coronary Artery Bypass Graft

인사이트

CABG는 Coronary Artery Bypass Graft의 약어로, 우리말로는 관상동맥우회술이식을 의미합니다. 관상동맥이 좁아지거나 막혀 심장으로 가는 혈류 공급이 원활하지 않을 때, 다른 혈관을 이용해 우회 혈류로를 만들어주는 수술입니다. 협심증, 심근경색 등의 심장질환 예방과 치료 목적으로 시행됩니다.

임상적 사고

- **수술 적응증**
    - 협심증, 심근경색
    - 스텐트 시술 실패 또는 재협착
    - 좌주간부병변(Left main disease), 다혈관질환 등

- **사용 혈관**
    - 대복재정맥(다리), 내흉동맥(흉골 내부), 요골동맥(팔), 인공혈관 또는 기타 혈관(특수 경우)

- **수술 과정**
    - 막힌 부위를 우회하는 새로운 혈류 통로 형성
    - 심폐기 사용 또는 Off-pump CABG(심장 박동 유지)로 진행 가능

- **수술 목표**
    - 심장으로의 산소 공급 개선
    - 심장 기능 유지
    - 심근경색 및 사망 예방
    - 삶의 질 향상

간호중재

1 수행 전

- 전신마취 준비를 위한 금식(NPO) 유지
- 수술 동의서 확보 및 수술 과정 설명
- 18G IV 라인 확보
- 유치도뇨관 삽입
- 혈액검사, 심전도, 흉부 X-ray 등 기본 검사 준비
- 환자 불안 완화 위한 교육 및 심리적 지지

2 수행

- 수술 후 ICU 입실 시 환자 모니터링
- 활력징후(V/S), 심전도(EKG), ABGA(동맥혈가스) 확인
- 심박출량, 전해질 상태, 체액 균형 관찰
- 수술 부위 출혈 및 감염 예방 위한 드레싱 관리
- 통증 조절 및 진통제 투여
- 유치도뇨관, 배액관 관리 및 관찰
- 섭취량 및 배설량(I/O) 철저히 기록

3 수행 후

- 퇴원 전 교육(운동, 식이, 금연, 약물 복용법 등)
- 폐활량운동(Spirometer) 교육 : 폐합병증 예방
- 재활 계획 수립(심장 재활 프로그램 연계)
- 퇴원 후 증상 악화 시 대처법 교육
- 정기적 외래 방문 안내

CAG : Coronary Arteriography

CAG는 Coronary Arteriography(Coronary Angiography)의 약어로, 우리말로는 <u>관상동맥조영술</u>을 의미합니다. 관상동맥(심장에 혈액을 공급하는 혈관)의 상태를 카테터와 조영제를 이용해 촬영하여 혈관의 협착, 폐색 여부를 진단하는 검사입니다. 필요 시 PCI(Percutaneous Coronary Intervention)를 통해 스텐트 삽입이나 혈관 확장술이 함께 진행될 수 있습니다.

임상적 사고

🔎 주요 목적
- 관상동맥 협착 · 폐색 여부 확인
- 협심증, 심근경색 진단
- PCI 여부 및 치료 방침 결정

🔎 시술 방법
- 대퇴동맥 또는 요골동맥을 통해 카테터 삽입
- 조영제 주입 후 X-ray 촬영으로 관상동맥 관찰
- 필요 시 PCI 진행 가능

🔎 적응증
- 협심증, 심근경색 의심
- 흉통, 호흡곤란 등 원인 미상 심장 증상 평가
- PCI 전 사전 평가

간호중재

1 수행 전

- 조영제 알레르기(AST) 여부 확인
- 항응고제 및 당뇨약(DM) 등 평소 복용 중인 약물 확인 후 중단여부 주치의 보고
- 신기능(BUN/Creatinine) 검사 확인
- IV route 확보(주로 왼팔 18G/20G)
- 천자 부위 준비(오른쪽 대퇴동맥 또는 요골동맥)
- 보호자 대기 및 동의서 확인

2 수행

- 활력징후(V/S), 의식 상태 모니터링
- 시술 중 흉통, 숨참, 복통 여부 관찰
- 응급 상황 발생 시 신속 대응 준비

3 수행 후

- 활력징후(V/S), 의식 상태 주기적 확인
- 천자 부위 출혈 여부, 맥박, 피부색, 감염 상태 확인
- 수액 공급(IV hydration) 통한 조영제 배출 촉진
- 흉통, 숨참 등 심혈관계 증상 발생 여부 평가
- 시술 부위 드레싱 관리 및 감염 예방
- 재출혈 방지를 위한 절대 침상 안정(ABR) 유지 및 사정

CBC : Complete Blood Count

인사이트

CBC는 Complete Blood Count의 약어로, 우리말로는 전체혈구계산을 의미합니다. 혈액 내 적혈구(RBC), 백혈구(WBC), 혈소판(Platelet) 등의 수치와 상태를 확인하여 전반적인

임상적 사고

🍋 적혈구 관련 지표

- Hb(Hemoglobin) : 헤모글로빈은 적혈구 내에 존재하며, 산소를 운반하는 역할
- Hematocrit(헤마토크릿) : 전체 혈액에서 적혈구가 차지하는 비율
- RBC Count(적혈구 수) : 혈액 1mm³당 적혈구의 개수를 측정
- MCV(Mean Corpuscular Volume) : 적혈구 한 개의 평균 부피
- MCH(Mean Corpuscular Hemoglobin) : 적혈구 한 개당 평균 헤모글로빈의 양
- MCHC(Mean Corpuscular Hemoglobin Concentration) : 적혈구 한 개당 평균 헤모글로빈 농도

🍋 백혈구 관련 지표

- WBC(White Blood Cell) : 높으면 감염, 염증, 스트레스, 백혈병을 의심하며, 낮으면 면역력 저하를 의미
- Neutrophil(호중구) : 감염 초기 면역반응에 관여하며, 세균 및 진균 감염을 방어
- Eosinophil(호산구) : 기생충 감염 및 알레르기 반응과 관련
- Basophil(호염구) : 알레르기 반응과 히스타민 분비에 관여하며 염증을 유발
- Monocyte(단핵구) : 외부 침입 물질을 포식하여 제거하는 역할
- Lymphocyte(림프구) : 바이러스 및 세균 감염 방어에 중요한 역할을 하며, T림프구(세포성 면역), B림프구(항체 생산), NK세포(바이러스 감염 세포 제거)가 포함
- ANC(Absolute Neutrophil Count) : 절대 호중구 수치

간호중재

1 수행 전

- CBC 검사 목적과 절차를 환자에게 설명
- 금식 필요 없으며, 식이 가능
- 말초 정맥 채혈 전 채혈 부위 확인

2 수행

- 채혈 시 올바른 튜브 사용(EDTA 튜브, 보라색)
- 채혈 부위 지혈 상태 확인
- 검사 의뢰 시 정확한 환자 정보 확인

3 수행 후

- 검사 결과 정상 범위와 비교 후 평가
- 빈혈, 감염, 염증, 출혈 위험 등 이상결과에 대해 주치의 보고
- 수술 전 CBC 결과 사전 확인 : 출혈 경향 예방
- 항암치료 중 환자라면 WBC 및 ANC 수치 모니터링 후 호중구 감소증(neutropenia) 주의
- 필요 시 처방에 따른 예방적 항생제 투여 준비

📢 선배의 한마디

❶ 인수인계할 때

"이 환자 CBC에서 WBC 높게 나와서 감염 의심되니까 V/S 잘 봐주세요."

→ CBC 결과 백혈구 수치 상승으로 감염 가능성을 인계하며 활력징후 모니터링을 강조합니다.

"CBC에서 Hb 떨어져서 오늘 수혈 예정이에요."

→ 헤모글로빈 수치 저하로 빈혈 및 수혈 계획을 다음 근무 간호사에게 공유합니다.

❷ 의사에게 보고할 때

"선생님, CBC 확인했는데 PIt가 떨어져서 출혈 위험 있을 것 같습니다."

→ 혈소판 수치 저하로 출혈 위험성을 보고하고 추가 처치 필요 여부를 상의합니다.

CBD : Common Bile Duct

인사이트

CBD는 Common Bile Duct의 약어로, 우리말로는 총담관을 의미합니다. 총담관은 간에서 나오는 총간관과 담낭(쓸개)에서 나오는 담낭관이 합쳐져 형성된 담즙(쓸개즙)의 이동 통로로, 담즙을 십이지장으로 운반하여 지방 소화를 돕는 중요한 역할을 합니다.

임상적 사고

- **CBD 관련 구조**
  - 담낭(쓸개) : 담즙 저장 및 농축
  - 담즙(Bile Juice) : 지방 소화를 돕는 소화액, 황록색
- **담즙 역할**
  - 지방 분해 및 흡수 촉진
  - 지방과 수용성 소화효소의 혼합 도움
  - 대변의 색에 영향을 줌
- **CBD 관련 주요 질환**
  - CBD Stone(총담관 담석)
    * 담즙의 이동을 방해하는 돌(담석)이 형성되는 상태
- **CBD Stone 원인**
  - 일차성 담석 : 담관 내 감염, 쓸개즙 정체
  - 이차성 담석 : 담낭에서 발생한 담석이 총담관으로 이동
- **CBD Stone 증상**
  - 경미한 경우 : 간 수치 상승, 담관 확장
  - 심한 경우 : 상복부 통증, 오심·구토, 황달, 발열, 담관염, 췌장염
- **CBD Stone 치료**
  - ERCP[1] 시술로 담석 제거
  - 원인 질환 치료 및 재발 예방

---

1   ERCP : Endoscopic Retrograde Cholangiopancreatography, 내시경적 역행성 담췌관조영술

간호중재

1 수행 전

- 환자의 증상 확인 : 상복부 통증, 황달, 발열 여부
- 담관 폐쇄 여부 파악 위한 복부 초음파, CT, MRCP(담체관 자기공명영상) 검사 준비
- ERCP 전 금식 유지(NPO) 및 조영제 알레르기 확인
- 항응고제 복용 여부 확인 및 조정

2 수행

- ERCP 시술 시 환자 안위 확인 및 모니터링
- 시술 중 및 직후 활력징후(V/S) 변화 확인
- 시술 부작용(췌장염, 출혈, 천공 등) 발생 여부 관찰

3 수행 후

- 시술 후 금식 유지 및 회복 상태 확인
- 통증, 발열, 황달 증상 변화 모니터링
- 복부 팽만, 압통 여부 사정
- 담즙 배액 여부 및 배액관 관리(필요 시)
- ERCP 후 정상 식사 재개 시점 판단 및 교육
- 퇴원 후 관리 교육 : 식이 관리, 금주, 기름진 음식 제한, 재발 예방 교육

CFS : Colonofiberscope

인사이트

CFS는 Colonofiberscope의 약어로, 우리말로는 대장내시경을 의미합니다. 항문을 통해 카메라가 부착된 유연한 내시경을 삽입하여 대장 내부 점막을 직접 관찰하는 검사로, 대장 질환의 진단과 치료에 널리 사용됩니다. 필요 시 용종 제거, 출혈 지혈 등 치료적 시술도 동시에 시행할 수 있습니다.

임상적 사고

- **시행 목적**
  - 대장의 이상 확인 : 복통, 설사, 변비 등의 증상이 지속되는 경우 원인 파악
  - 치료와 진단 병행 : 용종 제거, 출혈 지혈, 협착 치료
  - 치료 후 경과 관찰 : 기존 치료의 효과 및 상태 유지 여부 확인
- **검사 방법**
  - 자세 : 왼쪽 옆으로 눕고 무릎을 구부린 새우자세
  - 내시경 삽입 : 항문을 통해 내시경을 삽입하여 대장의 점막 상태를 관찰
  - 수면내시경 여부 : 검사 중 편안함을 위해 수면내시경 또는 비수면 내시경으로 진행
- **대장내시경 약 복용**
  - 목적 : 대장내시경 전 장을 비워 점막을 명확히 보기 위함
  - 복용 방법
    * 검사가 오전일 경우 : 전날 저녁 6~9시 첫 번째 복용, 검사 당일 새벽 4~6시 두 번째 복용
    * 검사가 오후일 경우 : 당일 새벽 5시 첫 번째 복용, 오전 9시 두 번째 복용
  - 최근 약물의 개선 : 과거보다 복용량이 적고 맛도 개선(레몬향 등)되어 환자의 부담 감소
- **검사 후 관리**
  - 수면내시경 후 낙상 예방
  - 용종 제거 시 식이 및 활동 제한 안내
- **대장내시경 식사**
  - 검사 2~3일 전 : 줄기가 긴 나물, 씨 있는 과일, 현미 및 잡곡, 해조류 등의 음식 섭취 금지
  - 검사 전날 : 흰죽과 같이 가벼운 식사만 섭취 가능하며, 저녁부터 금식
  - 검사 당일 : 금식 유지, 물과 약물 외 섭취 금지

간호중재

1 수행 전

- 검사 금식 여부 및 수면내시경 동의서 확인
- 복용 중인 필수 약물(혈압약, 갑상선약) 복용 여부 주치의 확인
- 항혈전제, 당뇨약 복용 여부 주치의 확인 후 필요시 투약 조정
- 대장 세척제 복용 방법 설명 및 복약 이행 확인
- 장 준비 상태(배변 상태) 확인

2 수행

- 환자 편안한 자세 유도
- 활력징후(V/S) 확인 및 저혈당, 저혈압 발생 여부 관찰
- 검사 중 통증이나 불편감 발생 시 즉시 대응

3 수행 후

- 수면내시경 후 낙상 예방 조치
- 활력징후(V/S), 의식 상태 확인
- 복통, 출혈 등 합병증 여부 사정
- 검사 후 식사 및 수분 섭취 가능 시점 설명
- 용종 제거 시 출혈 주의사항 및 활동 제한 교육
- 퇴원 전 추후 외래 일정 및 결과 확인 안내

CHF : Congestive Heart Failure

인사이트

CHF는 Congestive Heart Failure(울혈심부전[1])의 약어로, 심장이 충분한 혈액을 전신으로 펌프질하지 못하는 상태를 의미합니다. 심장 기능 저하로 인해 혈액이 조직에 울혈(정체)되거나[2] 체액이 축적되어 다양한 임상 증상을 유발합니다. 전신의 산소 공급 및 대사 기능 유지에 필수적인 심장 기능이 약화되면서 여러 장기의 기능 부전으로 이어질 수 있습니다.

임상적 사고

♀ 주요 증상
- 호흡곤란(운동 시, 기좌 호흡, 발작성 야간 호흡곤란)
- 피로감, 운동 시 활동 내성 감소
- 말초부종, 체중 증가, 복부 팽만감
- 식욕부진, 악액질(cachexia)

♀ 원인
- 고혈압(HTN)
- 관상동맥질환(협심증, 심근경색)
- 심장 판막질환
- 빈맥성 부정맥
- 심근병증
- 노화 등

♀ 병태생리
- 심장의 수축력 또는 이완 기능 저하로 혈액이 심장 내 또는 체내에 울혈 → 조직 산소 공급 저하 → 체액 정체 및 장기 기능 부전

---

1 **심부전** : 심장이 혈액을 전신에 충분히 공급하지 못하는 상태
2 **울혈** : 몸속 조직이나 장기에 혈액이 비정상적으로 축적된 상태

간호중재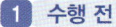

1 수행 전

- CHF의 진행 정도와 최근 호흡곤란 등 증상 변화 확인
- 환자의 활력징후(V/S), 산소포화도(SpO_2), I/O(섭취량/배설량) 사정
- 저염식, 체중 관리 필요성 설명

2 수행

- 호흡곤란 시 산소 투여 및 상체 거상하여 호흡 보조
- 이뇨제 투여 후 배뇨량 및 부종 변화 관찰
- 혈압 강하제, 강심제 등 약물 부작용(저혈압, 어지러움, 부정맥) 확인
- 활동량 조절(적절한 운동, 과도한 활동 제한)
- 충분한 휴식 환경 조성

3 수행 후

- 체중 증가 여부 모니터링(체중 2~3일간 지속 증가 시 체액 정체 가능성)
- 자가간호 교육 : 저염식 유지, 금주 금연, 약물 복용 중요성
- 증상 악화 시 빠른 병원 방문 필요성 교육
- 정기적인 외래 추적 관찰 유도

CKD : Chronic Kidney Disease

인사이트

CKD는 Chronic Kidney Disease(만성콩팥병)의 약어로, 신장 기능이 3개월 이상 저하되거나 신장의 구조적 손상이 지속되는 상태를 의미합니다. 신장이 제 기능을 하지 못할 경우 노폐물 제거, 수분 및 전해질 조절, 혈압 조절, 호르몬 생산 등의 기능이 점차 저하되며, 말기에는 투석이나 신장이식이 필요한 상태로 진행될 수 있습니다.

임상적 사고

CKD 단계(GFR[1] 기준)

- 1단계 : GFR ≥ 90(정상이나 구조적 이상 존재)
- 2단계 : GFR 60~89(경미한 감소)
- 3단계 : GFR 30~59(중등도 감소, 증상 시작 가능)
- 4단계 : GFR 15~29(중증 감소, 투석 준비 필요)
- 5단계 : GFR < 15(말기, 투석 또는 이식 필요)

주요 증상

- 단백뇨, 거품뇨, 혈뇨
- 체액정체, 말초부종
- 고혈압, 피로, 식욕부진, 두통
- 요독 증상(구토, 피부 가려움, 구취 등)
- 전해질 불균형(고칼륨혈증 등)
- 빈혈(에리트로포이에틴 감소), 골질환

---

1 GFR : Glomerular Filtration Rate, 사구체여과율

간호중재

1 수행 전

- ESRD[2] 진행단계와 환자의 전반적인 상태(GFR, BUN, Creatinine 등) 확인
- 식이상태, 약물복용 여부, 체액량(부종 여부) 및 I/O 상태 사정
- 신독성 약물 복용력, 복용 중 약물 확인(NSAIDs, 항생제 등)
- 정서적 상태 및 우울감 여부 평가

2 수행

- 저염식, 저단백식, 필요 시 수분 제한 등 개별 맞춤 식이 제공
- 칼륨·인·나트륨 함량이 낮은 식단 유지 및 음식 조리법 교육
- 이뇨제, 혈압약, 인결합제 등의 복용 시간을 철저히 확인하고 복약 순응도 향상 유도
- 정기적으로 GFR, BUN, Creatinine, 전해질 수치 검사 시행
- 혈압, 체중, I/O(수분 섭취 및 배출량) 지속 모니터링
- 빈혈 예방을 위한 철분제 투여 관리
- 골다공증 예방을 위한 칼슘 및 비타민 D 보충 확인

3 수행 후

- 식이 및 약물 복용 순응도 평가 및 피드백 제공
- 투석 전후 변화에 대한 환자 상태 평가 및 치료 반응 관찰
- 지속적인 감염예방교육(투석혈관관리, 손위생 등) 제공
- 투석 지속여부, 신장이식 등 향후 치료계획에 대한 교육
- 정신적 스트레스 및 사회적 지지 부족 시 상담 연계 또는 자조모임 정보 제공

---

2 ESRD : End-Stage Renal Disease, 말기신부전

CRIF : Closed Reduction and Internal Fixation

인사이트

CRIF는 Closed Reduction and Internal Fixation(폐쇄정복내부고정술)의 약어로, 피부를 절개하지 않고 외부에서 골절된 뼈를 정복한 뒤, 나사, 핀 등의 기구를 이용해 내부 고정을 시행하는 정형외과적 수술 방법입니다. 이는 최소 침습적 방법으로 출혈과 감염 위험을 줄이면서도 뼈의 안정적인 고정을 도모할 수 있는 치료 방식입니다.

임상적 사고

- Closed Reduction : 골절된 뼈를 외부에서 수기로 정복(맞춤)
- Internal Fixation : 나사, 핀, 와이어 등을 사용하여 내부에서 고정
- 영상 유도 : 시술 중 X-ray 또는 C-arm을 통해 뼈의 위치 확인
- 적응증
  - 피부를 절개하지 않아도 되는 단순 골절
  - 비수술적 치료 실패 시
  - 기능적 회복이 중요한 부위의 골절

- CRIF와 ORIF 비교

특징	CRIF	ORIF
정복 방식	폐쇄정복(비수술적 접근)	개방정복(수술적 접근)
고정물 삽입	피부를 통해 나사, 핀 삽입	직접 뼈에 금속판, 나사 삽입
피부 절개 여부	필요 없음(최소 침습적)	필요(피부와 조직 절개)
적응증	상대적으로 간단한 골절	복잡한 골절, 개방성 골절
시술 후 회복	비교적 짧은 회복 시간	상대적으로 긴 회복 시간

간호중재

1 수행 전

- 시술 부위와 관련된 사지에는 채혈, 혈압 측정, IV line 삽입 금지
- 환자 및 보호자에게 시술 목적과 방법, 회복 경과에 대해 설명
- 시술 전 X-ray 및 혈액검사 등 사전 검사 준비

2 수행

- 시술 후 CMS(Circulation, Movement, Sensation) 사정을 주기적으로 시행하여 신경·혈관 상태 확인
- 시술 부위 출혈, 부종, 통증, 감염 여부 관찰
- 필요 시 처방된 진통제 투여 및 효과 평가
- 고정된 사지에 체중이 실리지 않도록 주의

3 수행 후

- 퇴원 후 자가 간호 교육 : 고정 부위 보호, 재활운동 시기 및 방법 안내
- 낙상 예방 교육 및 보조기 사용법 지도
- 외래 진료 일정 및 재촬영(X-ray) 예약 여부 확인
- 환자의 정신적 지지 및 통증 관리에 대한 지속적 관심 필요

CS : Cardiovascular Surgery

인사이트

CS는 Cardiovascular Surgery의 약어로, 흉부외과를 의미합니다. 심장, 폐, 대혈관, 식도, 흉벽 등 흉부 장기의 구조적 이상 또는 병리적 상태를 수술적으로 치료하는 전문 진료과입니다. 특히 심장판막질환, 관상동맥질환, 대동맥류, 폐암, 기흉 등 생명과 직결된 중증 질환을 다루며, 고도의 전문성과 숙련된 술기가 요구되는 분야입니다.

임상적 사고

주요 진료영역

- **심장질환** : 관상동맥우회술이식(CABG), 심장판막 수술
- **폐질환** : 폐암 수술, 폐엽절제술, 기흉 수술
- **혈관질환** : 대동맥류 수술, 말초혈관 재건술
- **식도질환** : 식도절제술, 식도협착 교정
- **외상 및 기형** : 흉부외상, 흉벽기형(오목가슴 등)

관련 증상

- 지속적 흉통, 호흡곤란, 흉부 외상, 심계항진
- 심장박동 이상, 말초부종, 실신 등

간호중재

1 수행 전

- 수술 전 심혈관계 기능, 호흡 상태, 활력징후, 약물 복용력(특히 항응고제) 및 기저질환(고혈압, 당뇨, 심부전 등) 사정
- 금식 여부, 피부 준비(제모 등), 항응고제 중단 여부 등 전처치 이행 여부 확인
- 수술에 대한 환자의 불안과 두려움 완화를 위한 심리적 지지 제공 및 수술·회복 절차 설명

2 수행

- 수술 직후 중환자실에서 활력징후 및 혈역학적 지표(CVP[1], SpO_2, 체온 등) 집중 모니터링
- 흉곽 배액관의 위치, 기능, 배액량 및 색상 주기적 확인
- 심호흡, 기침 유도, 체위 변경, 폐 합병증 예방
- 안정 시 조기 보행을 유도하여 DVT 및 폐색전증 예방
- 심혈관계 약물(강심제, 혈관확장제, 항응고제 등) 투여 시 효과 및 이상반응 관찰
- 수술부위 드레싱 무균적 교환 및 감염 징후(발적, 삼출물, 열감 등) 관찰

3 수행 후

- 퇴원 전 자기관리 교육 : 약물 복용, 식이조절, 운동, 상처관리, 금연 등 생활관리 지도
- 심장재활 프로그램 참여 안내 및 추후 외래 방문 일정 교육
- 환자 및 가족에게 장기적인 예후와 관련된 교육 및 정서적 지지 지속 제공

---

1 CVP : Central Venous Pressure, 중심정맥압

CSF : Cerebrospinal Fluid

인사이트

CSF는 Cerebrospinal Fluid의 약어로, 뇌척수액을 의미합니다. 뇌와 척수를 감싸는 투명하고 무색의 체액으로, 중추신경계를 보호하고 영양을 공급하며 항상성을 유지하는 역할을 합니다. CSF는 맥락총에서 생성되어 뇌와 척수를 순환한 후 지주막 과립(거미막)을 통해 정맥계로 흡수되며, 일정한 양과 압력을 유지합니다.

임상적 사고

🔎 생성 및 순환
- 맥락총(뇌실의 구조물)에서 생성
- 뇌와 척수를 순환한 뒤, 지주막(거미막)을 통해 정맥으로 흡수
- 일정한 양이 생성되고 흡수되며, 양적 항상성을 유지합

🔎 주요 기능
- 보호 역할
  * 뇌와 척수를 둘러싸며 충격 완화 쿠션으로 작용
  * 외부 충격으로부터 중추신경계를 보호
- 운반 역할
  * 노폐물 제거
  * **영양 공급** : 신경세포에 필요한 영양분을 공급
- 항상성 유지
  * 중추신경계 내부의 환경을 일정하게 유지하며, 전해질 농도 및 산소(pH)를 조절
  * 뇌압을 일정하게 유지하여 신경기능이 정상적으로 작동하도록 도움
- 압력조절 및 순환 기능
  * 뇌압을 조절하며, 뇌와 척수 주변 조직에 필요한 물질을 공급하는 순환 역할

간호중재

1 수행 전

- 요추천자(LP[1]) 전 금기사항 확인(뇌압 상승 여부, 혈액응고장애 등)
- 시술 동의서 확보 및 검사 목적·방법 설명
- 요추 부위 노출을 위한 체위 교육(측와위 또는 앉은 자세)

2 수행

- 무균 술기 준수하여 감염 예방
- 활력징후 및 의식 상태 관찰
- 요추천자 자세(측와위) 유지 및 환자 안위 확인

3 수행 후

- 두통 예방을 위해 침상 안정 유지(6시간 이상)
- 수분 섭취 격려(CSF 재생 촉진)
- 천자 부위 출혈, 누출 여부 확인
- 두통, 오심, 시야장애 등 이상 증상 발생 시 즉시 보고
- 결과에 따라 감염 징후 및 신경학적 상태 지속 관찰

CSF : Cerebrospinal Fluid

📢 선배의 한마디

❶ 인수인계 시

"CSF 검사 보내놨는데 결과 나오면 바로 주치의에게 보고해 주세요."

→ 요추천자(LP)로 CSF 채취 후 검사결과에 대해 주치의 보고 등 확인 상황을 인계합니다.

❷ 의사에게 보고할 때

"CSF 검사에서 WBC 올라가고 protein도 높게 나왔습니다."

→ CSF 검사에서 백혈구, 단백질 수치 등 감염(수막염)이나 염증 결과에 대해 의사에게 즉시 공유합니다.

❸ 간호사들 간 의사소통

"LP 한 환자니까 puncture 부위 새는지, CSF 누출 없는지 잘 봐주세요."

→ 요추천자 후 puncture site 누출(Leakage) 여부 확인의 필요성을 전달합니다.

---

1 LP : Lumbar Puncture

CTD : Chest Tube Drainage

인사이트

CTD는 Chest Tube Drainage의 약어로, 우리말로 흉관 배액을 의미합니다. 이는 흉곽 내(늑막강)에 공기, 혈액, 농 등의 이물질이 고였을 때, 흉관을 삽입하여 배출함으로써 정상적인 폐 확장과 호흡 기능을 회복시키는 치료적 처치입니다. 주로 기흉(Pneumothorax), 혈흉(Hemothorax), 농흉(Pyothorax) 등의 상황에서 시행되며, 생명 유지에 필수적인 호흡역학을 회복시키는 데 중요한 역할을 합니다.

임상적 사고

♀ CTD가 필요한 이유

- 흉곽 내 불필요한 이물질 제거
  * Hemothorax(혈흉) : 흉곽 내에 혈액이 고인 상태
  * Pneumothorax(기흉) : 흉곽 내 공기가 축적된 상태
  * Pyothorax(농흉) : 흉곽 내 감염으로 고름이 쌓인 상태

- 정상적인 호흡 기능 회복
  * 호흡은 대기압과 흉곽 내 압력 차이로 이루어지며, 흉곽 내 압력이 대기압보다 낮아야 공기가 폐로 들어올 수 있음
  * 흉곽 내 압력이 양압 상태를 유지하면 흡기가 어려워지고, 산소 공급 부족과 이산화탄소 축적으로 인해 생명이 위태로워질 수 있음
  * CTD는 늑막강 내 이물질을 배출하여 폐가 다시 팽창할 수 있도록 도움

간호중재

1 수행 전

- **흉관 삽입 위치 확인** : X-ray를 통해 흉관이 정상 위치에 삽입되었는지 확인하고, 좌·우 삽입 부위 및 위치를 간호 기록지에 명확히 기록
- 처방된 흡인압(Suction pressure) 설정값 확인
- 흉관 고정상태 및 피부 상태 사전 점검

2 수행

- **삽입 부위 관리** : 출혈, 삼출물 여부 확인 후 무균적 드레싱 교환, 감염 예방을 위한 소독 유지
- **튜브 상태 확인** : 꼬임, 당김, 빠짐 여부 확인 및 튜브 개방성 확보
- 필요 시 튜브 훑기(milking)을 통해 막힘 제거 및 배액 유도
- **배액 상태 지속 관찰** : 양, 색, 성상 확인 및 급격한 변화 시 즉시 보고
- **흡인압 모니터링** : 물기둥의 움직임(tidaling, 물기둥이 오르내림)과 지속적 기포(bubbling)[1] 확인을 통해 정상 작동 여부 판단
- **배액병 위치 유지** : 항상 흉곽보다 낮은 위치에 배치하여 역류 방지
- **통증 사정 및 조절** : 삽입 부위 통증 사정 후 필요 시 진통제 투여

3 수행 후

- **폐 상태 평가** : 흉부 청진으로 폐의 호흡음 확인, 폐 확장 여부 및 양측 호흡 비교
- 산소포화도(SpO_2) 및 호흡곤란 여부 관찰
- **환자 교육** : 튜브 당기지 않도록 주의사항 안내, 체위 변경 시 간호사 호출 요청
- **기록** : 배액량, 튜브 상태, 통증, 폐음 등 정기적 간호기록 작성 및 전달

📢 선배의 한마디

❶ 인수인계 시
"이 환자 CTD 유지 중이라 배액량하고 색하고 water seal bubbling 꼭 확인해 주세요."
→ 흉관 배액 상태에서는 배액량, 배액 색깔, water seal chamber 기포(bubbling) 확인이 필수임을 인계합니다.

❷ 의사에게 보고할 때
"선생님, 오늘 CTD 배액량이 전날보다 갑자기 500ml가 넘었습니다."
→ 갑자기 배액량 증가 시 출혈, 재출혈, 폐 손상 가능성 있어 즉시 보고합니다.

❸ 간호사들 간 의사소통
"CTD drain bottle 위치 너무 높으면 안 돼요. 항상 흉부보다 낮게 유지해 주세요."
→ CTD 중력 배액 유지를 위해 배액기 높이 유지 중요성을 공유합니다.

---

[1] 기포(bubbling)가 지속적으로 발생시 공기 누출(air leak)을 의심해야 한다.

CV : Cardiovascular Medicine

인사이트

CV는 Cardiovascular Medicine 또는 Cardiology의 약어로, 심장내과 또는 순환기내과를 의미합니다. 이 과는 심장과 혈관으로 구성된 순환기계의 기능 이상과 질환을 진단하고 치료합니다. 심장의 구조적 문제뿐 아니라, 혈압, 심박수, 혈류의 조절과 관련된 광범위한 질환을 다루며, 급성기 치료부터 만성질환 관리까지 포괄합니다. 심장을 싸고 있는 심낭, 대동맥 및 주요 혈관, 심장 판막, 심근, 전기적 전도계 이상까지 모두 포함합니다.

임상적 사고

- **다루는 주요 질환** : 고혈압, 죽상경화증, 협심증, 심근경색, 심부전, 부정맥, 판막질환
- **중요 검사** : 심전도(ECG), 심장초음파(Echo), 운동부하검사, 24시간 홀터 모니터, 심혈관 조영술(CAG)
- **치료 접근** : 약물요법, 스텐트 삽입, 고혈압 및 심장질환 위험요인 조절
- **심혈관계 증상** : 흉통, 호흡곤란, 실신, 부정맥, 하지 부종 등은 즉시 진료 필요

간호중재

1 수행 전

- 환자의 심혈관 관련 병력 및 위험인자 사정(고혈압, 당뇨, 고지혈증, 가족력 등)
- 주관적 증상(흉통, 두근거림, 호흡곤란 등)과 객관적 지표(혈압, 심박수, SpO_2 등) 확인
- 심전도(ECG), 심초음파, 운동부하검사 등 검사 전 준비 및 심리적 불안 완화
- 응급상황 발생 가능성 대비(산소, 심전도 기기, 니트로글리세린 등 준비)

2 수행

- 심전도(EKG) 및 활력징후 모니터링으로 심장 리듬 이상 조기 감지
- 흉통 발생 시 즉시 통증 사정(PQRST) 후 니트로글리세린 투여 및 반응 확인
- 산소공급(필요시 O_2 mask 또는 nasal cannula) 및 안정적 체위 제공
- 처방된 심혈관계 약물(항부정맥제, 항응고제, 베타차단제 등) 정확히 투약 및 부작용 관찰
- 고위험군 환자에게 낙상 및 쇼크 예방 조치 시행

3 수행 후

- 심전도 변화, 통증 반응, 산소포화도 및 활력징후 평가
- 검사 및 시술 결과 설명, 약물 복용법 및 식이·운동 관리 교육
- 심장 재활 프로그램(운동, 식이, 스트레스 관리, 금연 등) 연계 안내
- 퇴원 환자에게 정기적 외래 방문 및 응급 증상 인지 교육 제공

CV : Cardiovascular Medicine

CVA : Cerebrovascular Accident

인사이트

CVA는 Cerebrovascular Accident의 약어로, 우리말로는 뇌졸중 또는 중풍이라고 합니다. 뇌졸중은 뇌혈관이 막히거나(뇌경색) 또는 터지면서(뇌출혈) 뇌에 산소 공급이 중단되어 발생하는 급성 뇌혈관질환입니다. 증상이 갑작스럽고 생명을 위협할 수 있으며, 신속한 진단과 치료가 예후에 매우 중요합니다.

임상적 사고

- 뇌졸중은 뇌로 가는 혈류의 문제로 인해 뇌세포가 손상되는 질환
- 고혈압, 당뇨병, 심장질환, 고지혈증, 흡연 등은 주요 위험 인자
- FAST 체크법[1]을 통해 조기 인지가 중요
    * F(Face drooping), A(Arm weakness), S(Speech difficulty), T(Time to call)
- 뇌졸중 발생 시 골든타임(3시간 이내 치료)이 생명과 후유증을 결정을 좌우할 수 있음

---

[1] F.A.S.T 체크법 : 뇌졸중 전조증상을 간단히 확인할 수 있는 방법
　　　* F(Face) : 웃을 때 한쪽 얼굴이 처지는가?
　　　* A(Arms) : 한쪽 팔을 들어 올릴 수 없는가?
　　　* S(Speech) : 말이 어눌하거나 이상한가?
　　　* T(Time) : 위 증상이 있다면 즉시 병원에 가야 함

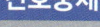

간호중재

1 수행 전

- 환자의 위험요인(고혈압, 심장병 등) 및 약물 복용력(항응고제 등)을 확인
- 의식 수준, 신경학적 상태를 기초선으로 사정하고 기록
- 뇌CT, MRI 등의 검사 예약 및 협조를 준비
- 전조증상이 있는 경우 FAST 평가를 실시하고, 신속히 주치의 보고

2 수행

- 활력징후 및 의식 상태를 자주 확인하며, 뇌압 상승의 징후(구토, 동공 변화 등)를 관찰
- 침상안정 유지, 머리 30도 상승 유지 등 뇌압 관리를 시행
- 삼킴 기능 확인 후 금식 여부 결정 및 흡인성 폐렴 예방 교육을 제공
- 혈압, 혈당, 산소포화도 등 전신 상태를 안정화시키기 위한 처치를 지원
- 필요 시 항응고제, 혈전용해제, 혈압약 등 약물 투여와 반응을 모니터링

3 수행 후

- 재활치료(언어, 운동, 인지 등)와 연계
- 안전사고 예방을 위해 낙상방지 장치, 침상난간(사이드레일) 적용 등 환경을 조성
- 가족 교육을 통해 증상 재발 징후 인지, 약물복용, 식습관, 운동 등 자기관리법을 안내
- 우울감, 무기력, 자존감 저하 등 정서적 변화에 대한 관찰과 상담을 제공

Cx : Culture

인사이트

Cx는 Culture의 약어로, 우리말로는 배양검사를 의미합니다. 혈액, 객담, 소변 등 감염이 의심되는 부위에서 검체를 채취하여 세균, 진균 등의 미생물이 존재하는지 확인하고, 감염 원인균을 밝혀 적절한 항생제를 선택하는 데 도움을 주는 검사입니다. 검사 후 항생제 감수성 검사(Antibiotic Sensitivity Test)를 병행하여 어떤 항생제가 효과적인지도 평가합니다.

임상적 사고

- 검사 전 항생제를 투여하면 결과가 부정확할 수 있으므로, 검체 채취 후 항생제 투여
- Cx는 다양한 검체에서 시행 : 혈액, 객담, 소변, 상처 분비물 등
- 감염 원인 규명 및 적절한 항생제 선택을 위한 핵심 진단 검사
- 결과 보고까지 수일이 소요될 수 있어, 초기에는 경험적 항생제 사용하고 결과 후 조정
- 대표적인 Cx 종류

용어	검사명	주로 시행되는 질환
Blood Cx	혈액 배양검사	패혈증, 전신 감염
Sputum Cx	객담 배양검사	폐렴, 기관지염, 결핵 등 호흡기 감염
Urine Cx	소변 배양검사	요로감염, 방광염
Wound Cx	상처 배양검사	외상 후 감염, 수술 부위 감염
Stool Cx	대변 배양검사	세균성 장염, 식중독
CSF Cx	뇌척수액 배양검사	뇌수막염, 신경계 감염

간호중재

1 수행 전

- 배양검사 시행 전 항생제를 투여하지 않도록 주의
- 주치의의 지시에 따라 적절한 부위에서 정확한 검체 채취를 준비
- 무균술 준비 및 환자에게 검사 목적과 절차를 간단히 설명

2 수행

- 무균 기술을 철저히 적용하여 검체 오염을 방지
- 검체 채취 후 검체 라벨 부착과 신속한 검체 이송
- 채취된 부위(예 : 상처) 소독과 드레싱 등 감염 예방 관리를 병행

3 수행 후

- 배양검사 결과 보고(보통 2~5일 소요)를 확인하고, 항생제 처방이 조정되는지 관찰
- 검사 후 환자의 발열, 염증 반응, 전신 상태를 지속적으로 모니터링
- 필요 시 항생제 감수성 검사 결과에 따라 약물 변경 시기 및 효과를 설명하고 투약

D/T : Due To

인사이트

D/T는 Due To의 약어로, 우리말로는 "~때문에", "~에 기인하여"를 의미합니다. 의료현장에서 처방, 중재, 수술, 진단의 근거 또는 원인을 간단하고 명확하게 표현할 때 널리 사용됩니다. Because of, secondary to 등과 의미가 유사하지만, 간결한 의무기록용 표현으로 D/T가 많이 쓰입니다.

임상적 사고

- D/T는 '원인'을 간결히 설명하는 표현으로, 환자 상태 기록에 자주 사용됨
- 간호기록, 의사의 처방, 환자 상태 기술 시 모두 활용 가능
- 다른 약어(S/P 등)와 조합하여 간결하고 효율적인 문장 작성 가능
- 의료진 간 빠르고 정확한 의사소통 도구
- D/T 예시 표현

예문	해석
S/P mastectomy D/T breast cancer	유방암으로 인한 유방절제술 후 상태
S/P hepatectomy D/T liver cancer	간암으로 인한 간 절제술 후 상태
Tramadol 50mg IM injected D/T OP pain	수술 통증으로 트라마돌 50mg 근육 주사
Metformin skip D/T OP	수술로 인해 메트포민 복용 중단
Rt arm save D/T Rt mastectomy	우측 유방절제술로 인해 우측 팔 보호 조치 필요
NPO D/T nausea and vomiting	구역과 구토로 인해 금식 시행

간호중재

1. 명확한 원인 기술 : 간호기록에서 중재의 근거를 D/T를 사용해 간결히 기술

예 : "Foley catheter inserted D/T urinary retention"
→ 요정체로 인해 유치도뇨관 삽입

2. 간호계획 수립 근거 제공

예 : "Rt. arm save D/T mastectomy"
→ 유방절제술로 오른쪽 팔 혈압 측정 및 채혈 금지

3. 문서 작성 시 빠르고 정확한 의사소통 수단으로 활용

예 : "Ambulation delayed D/T dizziness"
→ 어지러움으로 보행 지연

D/T : Due To

DIC : Disseminated Intravascular Coagulation

인사이트

DIC는 Disseminated Intravascular Coagulation의 약어로, 파종혈관내응고를 의미합니다. 이는 혈관 내부에서 혈액 응고가 전신적으로 과도하게 일어나면서, 동시에 응고인자의 소모로 인해 지혈되지 않는 출혈까지 발생하는 응급 질환입니다. 혈전과 출혈이 동시에 발생하는 매우 위중한 상태로, 즉각적인 진단과 치료가 필요합니다.

임상적 사고

- **DIC 발생 과정**
  - 응고 촉진 : 혈액 응고가 과도하게 활성화되어 혈관 내 혈전 형성
  - 응고인자 소모 : 혈액 내 응고인자와 혈소판이 과다 소모
  - 출혈 발생 : 소모된 응고인자로 인해 지혈되지 않는 출혈이 발생

- **결과적으로 혈액 순환 장애와 출혈 증상이 동시에 나타남**

- **DIC 증상**

증상 유형	증상 발생 기전	주요 증상
혈액 응고 관련 증상	혈액 응고 → 혈액 순환 장애 → 조직 괴사, 장기 기능 손상	심장 통증, 호흡곤란, 심부정맥혈전증(DVT), 다리 통증, 부종, 조직 괴사
출혈 관련 증상	출혈 → 혈관 내 지혈 성분 부족으로 인한 지속적 출혈 발생	점상 출혈, 비출혈, 혈뇨, 혈변, 피부나 점막에서 지혈되지 않는 출혈

- **DIC 원인** : 감염병, 악성종양, 외상, 산과적 증후군 등

간호중재

1 수행 전

- 활력징후, 의식 수준, 소변량 등 전반적인 상태 사정
- 출혈 병력 및 현재 증상 파악(잇몸 출혈, 혈뇨, 점상출혈 등)
- 혈액검사 수치(PT, aPTT, INR, Platelet, D-dimer 등) 확인
- 감염, 종양, 산과적 문제 등 원인 질환 유무 파악 및 관련 정보 수집
- 처방된 항생제, 수혈, 수액 등의 준비 및 정확한 이행 계획 수립

2 수행

- 출혈 징후 지속 관찰 : 점막, 피부, 주사부위, 혈뇨, 혈변 등
- 혈소판, FFP, Cryoprecipitate 등 수혈 시행 시 수혈 반응 주의 깊게 관찰
- 감염 치료 위한 항생제, 항암제, 산과적 처치 병행 간호 수행
- 낙상 및 외부 손상 예방 : 침상 난간 올리기, 부드러운 칫솔과 전기면도기 사용
- 필요 시 산소 공급, 수액 요법 등 전신 상태 안정화 간호 수행

3 수행 후

- 혈액응고 수치 및 활력징후 재평가하여 치료 반응 확인
- 응고와 출혈 증상 동시 모니터링 : 지혈 여부와 혈전증 발생 유무 함께 관찰
- 수혈 및 약물치료 효과 확인 후 의료진과 치료 계획 공유
- 환자 및 보호자에게 출혈 주의사항과 낙상 방지 교육 실시
- 원인 질환의 경과에 따른 간호 계획 지속적으로 재평가 및 조정

📢 선배의 한마디

❶ 인수인계 시

"이 환자 DIC 의심이라 CBC랑 Coagulation profile 자주 봐주세요."

→ DIC 의심 시 혈소판(Plt), PT, aPTT, D-dimer 등 응고검사 결과 확인과 추적 필요성을 인계합니다.

"DIC 진행되면 출혈 위험 커지니까 IV site나 puncture site 지혈 잘 확인해주세요."

→ 미세출혈, 혈종 발생 여부를 집중 모니터링해야 함을 전달합니다.

DM : Diabetes Mellitus

인사이트

DM은 Diabetes Mellitus의 약어로, 우리말로는 당뇨병을 뜻합니다. 이는 인슐린 분비의 부족 또는 인슐린 저항성 증가로 인해 혈중 포도당 농도가 비정상적으로 상승하는 만성 대사질환입니다. 주된 문제는 인슐린 기능 장애로 인해 세포가 포도당을 충분히 흡수하지 못하고, 이로 인해 고혈당 상태가 지속된다는 점입니다. 장기적인 고혈당은 다양한 합병증으로 이어지기 때문에 꾸준한 관리가 중요합니다.

임상적 사고

- **제1형 당뇨** : 인슐린 분비 불가 → 반드시 인슐린 투여 필요
- **제2형 당뇨** : 인슐린 저항성 → 식이조절, 운동, 경구약 또는 인슐린 병용
- **대표 증상** : 다뇨, 다갈, 다식, 체중 감소, 피로
- **합병증** : 망막병증, 신장병증, 신경병증, 심혈관질환, 족부절단 등
- **혈당조절 목표** : 공복 혈당 80~130 mg/dL, 식후 2시간 혈당 < 180 mg/dL
- **HbA1c[1] 목표** : 일반적으로 6.5% 미만 유지 권장

---

1 HbA1c : Hemoglobin A1c, 당화혈색소

간호중재

1 수행 전

- 기존 투약력, 합병증 유무, 혈당 기록 확인
- 인슐린 종류 및 투여 시간, 경구 혈당강하제 복용 여부 확인

2 수행

- 혈당 측정(BST) 및 이상 수치 발생 시 즉시 조치
- 저혈당 증상(식은땀, 떨림, 혼돈 등) 또는 고혈당 증상(구갈, 피로, 다뇨 등) 관찰
- 식이·운동·투약 일정에 따른 혈당 변화 모니터링
  * 식사 없이 약물(특히 혈당강하제 또는 인슐린)만 복용할 경우 저혈당 발생 위험이 높아질 수 있음
- 인슐린 주사[2] 시 정확한 용량, 투여 부위, 순환 주기 확인

3 수행 후

- 환자와 보호자에게 인슐린 주사법, 혈당 체크 방법 교육
- 발 관리법 및 상처 예방 교육(매일 발 상태 점검, 보습 등)
  * 작은 상처라도 당뇨병 환자 등 고위험군에서는 조직 괴사로 진행될 수 있으므로 각별한 주의(병원진료 등)가 필요함
- 정기 검진(안과, 신장기능, 지질검사) 일정 안내
- 생활습관 개선 지속 독려
  * 예 : 식사 후 15분간 산책하기 등

---

2 투여 부위 회전(Rotation) 원칙 : 인슐린 주사 시 복부, 허벅지, 상완 등 부위를 번갈아 가며 투여하여 지방위축을 예방한다.

DNR : Do Not Resuscitate

인사이트

DNR은 Do Not Resuscitate의 약어로, 소생술포기를 의미합니다. 의학적으로 회복 가능성이 없는 환자가 임종 시 심폐소생술(CPR)이나 기계적 연명 치료를 시행하지 않도록 사전에 결정하는 것을 뜻합니다. DNR은 환자 본인의 의사나 법적 보호자의 동의에 근거해 작성되며, 불필요한 연명 치료를 지양하고 존엄한 죽음을 추구합니다.

임상적 사고

- **적용 대상** : 말기 암, 다장기 부전, 불가역적 상태 등 회복 불가능한 환자
- **설정 방식** : 사전연명의료의향서[1], 연명의료계획서 또는 보호자 동의
- **관련 법제도** : 연명의료결정법에 따라 시행 가능
- **주요 내용** : CPR, 삽관, 인공호흡기, 강심제 투여 등의 연명 치료를 중단
- **의료진 역할** : DNR 결정 전후 가족 설명 및 감정적 지지 제공 필수
- **DNR 팔찌**[2] : 응급상황 시 CPR을 하지 않도록 즉시 식별 가능

---

1. **사전연명의료의향서** : 19세 이상 성인이 스스로 작성이 가능하며 의료기관에서 설명을 들은 후 연명 치료 거부 의사를 문서화한 문서. 환자가 의식이 없거나 결정 능력이 없을 경우 연명의료계획서나 가족의 동의로 대체 가능하다.
2. **DNR 팔찌** : DNR 설정된 환자는 DNR 팔찌를 착용해 의료진이 즉시 환자의 상태를 식별할 수 있도록 한다.

간호중재

1 수행 전

- 환자 및 가족에게 현재 상태, 예후, 치료 한계, DNR의 의미를 명확하게 설명
- DNR 결정 전 사전연명의료의향서 또는 연명의료계획서 작성 여부 확인
- 감정적 충격에 대비하여 정서적 지지 제공

2 수행

- DNR 결정 이후 불필요한 침습적 처치 제한
- 통증 완화 및 안위 간호에 집중(완화의료 중심)
- 환자와 가족이 평화롭게 이별할 수 있도록 환경 조성
- DNR 여부를 명확히 기록하고, 교대 근무자 및 의료팀 전체에 공유

3 수행 후

- 임종 시 환자 상태를 조용히 관찰하며 존엄 유지
- CPR이나 강제적 응급처치를 하지 않도록 철저히 확인
- 사망 이후 가족의 애도 반응을 고려한 지지 제공
- 사망 보고 및 사망 절차를 병원 지침에 따라 신속하게 진행

DNR : Do Not Resuscitate

📢 선배의 한마디

❶ 의사에게 보고할 때

"DNR 환자인데 호흡곤란 심해져서 환자 힘들어하고 있습니다. 산소 농도 어떻게 할까요?"

→ 심폐소생술은 하지 않지만 증상 완화 조치(palliative care)는 주치의 보고하여 필요성을 상의합니다.

❷ 간호사들 간 의사소통

"이 환자 DNR이라서 상태 안 좋아지면 바로 가족부터 연락해주세요."

→ 갑작스러운 상황에 대비해 보호자에게 연락이 우선적으로 필요함을 동료에게 공유합니다.

DOA : Dead On Arrival

인사이트

DOA는 Dead On Arrival의 약어로, 병원 도착 당시 이미 사망한 상태를 의미합니다. 주로 응급실에서 사용되며, 환자가 심정지 상태로 응급실에 도착했지만, 도착 전 이미 사망해 있음을 나타냅니다. 의료진은 생명 징후가 없는 상태를 확인하고, 필요 시 심폐소생술(CPR)을 시행하지 않으며, 사망진단 절차 및 보호자 지원으로 전환합니다.

임상적 사고

- 예측 가능한 자연사 : 말기 암, 고령, 만성질환 말기 등
- 예측 불가능한 급사 : 교통사고, 심근경색, 뇌출혈, 자살, 감전 등
- DOA 환자에게는 CPR 대신 사망 확인 및 사후 처치 중심의 간호가 이루어짐
- 정서적 간호가 보호자에게 매우 중요(충격, 분노, 슬픔 등)
- 사망진단서, 장례 안내, 부검 여부 설명 등 행정 업무 동반

간호중재

1 환자에 대한 간호중재

- 사망진단 및 절차 진행 지원
- 심전도(EKG) 기록, 사망진단서 작성, 부검 여부 확인
- **사체관리** : 사후 처리를 통해 환자의 외형을 깨끗하게 정리하여 보호자가 환자와 마지막 인사를 나눌 수 있도록 준비

2 보호자에 대한 간호중재

- 심리적 지원
  - **예측 가능한 자연사** : 질병의 진행과 나이에 따른 사망은 비교적 예측 가능하여 보호자가 수용하기 쉬운 편
  - **예측 불가능한 갑작스러운 사망** : 사고나 자살의 경우 보호자가 극심한 충격과 부정을 경험할 수 있으므로 지속적인 지지가 필요

- 보호자와 환자 간 작별 시간 제공
  - 환자의 사후관리를 통해 깨끗한 외형을 유지하여 보호자가 환자와 평화로운 이별을 나눌 수 있도록 배려
  - **개인적인 공간 제공** : 최소한 커튼이나 별도의 공간을 마련해 보호자가 환자와 시간을 보낼 수 있도록 제공

3 행정적 중재

- **사망진단서 및 관련 서류 발급** : 법적 요구사항 충족과 행정 절차 안내
- **부검 여부 논의** : 사고, 자살 등으로 사망 원인이 불분명한 경우 법적 요건에 따라 보호자와 부검 필요성 논의
- **퇴원 및 장례 절차 안내** : 장례 절차 및 사후 행정업무에 대해 보호자에게 구체적으로 설명

DT : Delirium Tremens

인사이트

DT는 Delirium Tremens의 약어로, 우리말로 진전섬망을 의미합니다. 장기간 과도한 음주 후 갑작스럽게 금주하게 될 때 나타나는 알코올 금단 증상 중 가장 심각한 상태로, 의식 혼란, 환각, 심한 불안, 전신 떨림, 자율신경계 이상 등을 동반합니다. 금단 후 48~72시간 이내에 발생하는 경우가 많으며, 조기에 치료하지 않으면 사망률이 25%에 이를 수 있어 즉각적인 진단과 처치가 필요합니다.

임상적 사고

- 주로 만성 알코올 중독자에서 나타남
- 금주 후 2~3일 이내 발생
- 정신적 증상(섬망, 환각, 망상) + 신체적 증상(진전, 발작, 고혈압, 빈맥 등)
- 빠른 진단 및 벤조디아제핀 투약, 수액요법, 환자 안정화가 필수
- 회복 후에도 재활 및 금주 프로그램 연계 필요

간호중재

1 수행 전

- 활력징후, 의식 수준, 동공 반응 등 기초 신체 사정
- 기존 복용 약물 및 알코올 섭취력, 금주 기간 파악
- 낙상 및 자해 위험도 사정(혼돈, 환각, 망상 등 여부)
- 필요 시 억제대, 산소, 흡인기 등 응급 대응 물품 준비

2 수행

- 활력징후(V/S), SpO_2, 의식상태 정기적 모니터링
- 처방에 따라 벤조디아제핀(디아제팜, 로라제팜 등) 및 항정신병약물(할로페리돌 등) 투약
- 비타민 B1(티아민), 포도당 수액 등 영양 보충 및 수액 공급
- 억제대 필요 시 적용하며, 환자의 신체 손상 방지 조치 병행
- 자극을 최소화하며 안전한 환경(조도를 일정하게 유지) 제공
- 침상 난간 올리기, 이동 시 2인 이상 동반하여 외상 예방
- 간호사 및 의료진의 안전 확보: 환자 흥분 시 보호자 또는 동료 협력 필수

3 수행 후

- 치료 반응 및 증상 변화 모니터링: 섬망 완화, 경련 여부, 수면 상태 등
- 낙상, 자해, 타해 사고 여부 점검 및 안전 환경 재정비
- 보호자에게 질환 특성과 치료의 중요성 교육

📢 선배의 한마디

❶ 인수인계할 때
"DT 증상 심해져서 Restraint 하고 진정제 유지 중이에요."
→ 중증 섬망으로 억제대 적용, 진정제 투여 상황을 인계합니다.

❷ 의사에게 보고할 때
"선생님, DT 환자인데 혼잣말 심해지고 환시 계속 보인다고 하세요."
→ 환각, 섬망 증상 악화 시 주치의 보고하여 추가 진정제 투여, 약물 변경 여부를 상의합니다.

❸ 간호사들 간 의사소통
"DT 환자라 낙상 위험 크니까 siderail 꼭 올려두고 자주 봐주세요."
→ 의식 혼탁, 과행동으로 낙상 예방 간호 강조합니다.

DVT : Deep Vein Thrombosis

인사이트

DVT는 Deep Vein Thrombosis의 약어로, 심부정맥혈전증을 의미합니다. 이는 주로 하지의 깊은 정맥에 혈전(피떡)이 형성되는 상태로, 혈액 흐름을 방해하고 심한 경우 혈전이 떨어져 나가 폐동맥색전증(PTE, Pulmonary Thromboembolism)을 유발할 수 있어 생명을 위협할 수 있는 질환입니다. 장기간 움직이지 않거나 수술 후 회복 중인 환자에게 특히 많이 발생하므로 예방과 조기 발견이 매우 중요합니다.

임상적 사고

- DVT는 피르호의 3대 요인(Virchow's Triad)으로 발생 : 혈류 정체, 응고 항진, 혈관벽 손상
- **주요 증상** : 한쪽 다리 부종, 통증, 발적, 열감, 피부색 변화
- **주요 합병증** : 폐동맥색전증(PTE)으로 갑작스러운 호흡곤란, 흉통, 쇼크 발생
- **예방** : 조기 보행, 압박스타킹, 항응고제, 간헐적공기압박기(IPC) 적용
- 진단 시 즉시 항응고 치료 시작, 정맥 필터 또는 혈전 제거술 고려

간호중재

1 수행 전

- DVT 고위험군 사정 : 수술 후 환자, 장기 입원자, 암 환자, 고령자, 흡연자
- 증상 여부 확인 : 다리 부종, 발적, 통증, 열감, 호흡곤란 여부
- Homan's sign[1] 검사 : DVT진단에 참고

2 수행

- 하지 마사지 금지 : 혈전 이동 위험
- 호흡 상태 및 흉통 유무 관찰 : 폐색전증 조기 발견 위해
- 항응고제 투여 및 모니터링
  - Heparin, Enoxaparin, Warfarin 사용
  - 출혈 여부 확인 : 잇몸 출혈, 혈뇨, 혈변, 멍 등
  - Warfarin 복용 환자 : INR 수치 모니터링 및 비타민 K 섭취 제한

3 수행 후

- 항응고제 복용 환자 교육 : 복용 시간, 부작용, 음식 조절
- 장기 예방 관리 : 규칙적 운동, 장거리 여행 시 스트레칭
- DVT 이력 있는 환자 : 재발 방지 위한 정기적인 진료 및 생활지도
- 퇴원 시 PTE 증상 교육 : 호흡곤란, 흉통, 객혈 시 즉시 병원 방문 안내

📢 선배의 한마디

❶ 인수인계할 때
"이 환자 DVT high risk라 하지 부종이나 발적 있으면 바로 보고해 주세요."
→ DVT 고위험군으로 다리 부종, 발적, 통증 등 혈전 징후 모니터링을 인계합니다.

❷ 의사에게 보고할 때
"선생님, DVT 의심되는데 오른쪽 종아리 둘레가 반대쪽보다 3cm 이상 더 부었어요."
→ 다리 둘레 차이, 통증, 발적 등 혈전 의심 소견을 즉시 보고합니다.

---

1 Homan's sign : 무릎을 편 상태에서 발을 위쪽으로 젖혔을 때(족배굴곡, dorsiflexion) 종아리에 통증이 있으면 DVT 가능성이 있음. 하지만, Homan's sign은 신뢰도가 낮아 단독으로 진단에 사용되지 않음.

Dx : Diagnosis / Dressing

인사이트

D는 상황에 따라 두 가지 의미로 사용됩니다.

1. Diagnosis(진단)
- 환자의 질환이나 상태를 규명하고 병명을 확정하는 것을 의미합니다. 진료기록, 입원 사유, 치료 계획 수립 등에서 확진된 병명을 표시할 때 사용됩니다.

2. Dressing(드레싱)
- 상처 부위나 수술 부위에 대해 소독 및 드레싱(상처 붕대 교환 등)을 시행하는 처치를 의미합니다.
- 주로 욕창, 수술 상처, 배액관 부위 등 감염 예방이 필요한 부위에 사용됩니다.

임상적 사고

의미 및 예시 사용 문장

구분	의미 설명	예시 사용 문장
Diagnosis	확정된 질병을 기록할 때 사용	Dx. Angina pectoris(협심증)
Dressing	상처나 배액관 등의 부위에 드레싱(소독)을 시행함을 나타냄	Coccyx sore Dx q 2day (천골 욕창 이틀마다 소독)

- R/O(Rule Out) : 확진 전 가능성만 있을 경우 사용 (예 : R/O pneumonia)
- Dx : 검사 및 평가를 통해 확정된 진단에 사용 (예 : Dx. pneumonia)

간호중재

1 Diagnosis 관련 간호중재

- 확진된 진단명을 바탕으로 간호진단 및 중재계획을 수립
  - 예 : Dx. Heart Failure: 체액과다, 호흡곤란 관리 계획 수립
- 환자의 진단명을 보호자와 공유하고, 치료 방향과 예후를 설명

2 Dressing 관련 간호중재

- 드레싱 부위를 정기적으로 소독 및 드레싱 교환
- 무균술을 철저히 지키며, 드레싱 후 상태(삼출물, 발적 등)를 기록
- 욕창 관리, 수술 상처 관리, 배액관 유지 상태 등을 사정하며 감염 예방에 주의

EDH : Epidural Hemorrhage

인사이트

EDH는 Epidural Hemorrhage의 약어로, 경막외출혈을 의미합니다. 이는 두개골과 경막 사이에 혈액이 고이는 상태로, 주로 외상으로 인한 혈관 손상에 의해 발생합니다. 초기에는 증상이 경미하거나 일시적으로 회복되었다가 급격히 의식이 악화되는 "명료기(Lucid interval)"를 거쳐 혼수 상태로 진행될 수 있어 조기 진단과 치료가 중요한 응급질환입니다.

임상적 사고

- EDH는 주로 두부 외상 후 발생하며, 중대뇌동맥(Middle Meningeal Artery) 손상이 원인인 경우가 많음
- CT 검사상 '렌즈 모양(biconvex)' 출혈이 전형적으로 관찰
- 명료기(Lucid Interval)는 EDH의 대표적 특징이며, 진단 지연 시 생명 위협
- 신경학적 증상 변화와 동공 비대칭, 운동 저하 등 뇌압 상승 징후를 주의 깊게 모니터링 필요
- 치료는 출혈량과 환자의 의식 상태에 따라 보존적 요법 또는 응급 개두술(Craniotomy) 시행

간호중재

1 수행 전

- 두부 외상 병력 확인 및 외상 당시 상황(낙상, 사고 등) 사정
- 의식 수준 및 신경학적 기초 상태 확인(GCS 점수, 동공 크기 및 반응, 사지 운동)
- 뇌압 상승 위험 요소(기침, 구토, 변비, 과호흡 등) 예방 계획 수립
- 뇌 CT 및 영상 검사 계획 및 검사 전 준비사항 확인

2 수행

- 활력징후 및 신경학적 징후 정기 모니터링(GCS, pupil response, motor grade)
- 침상 머리 30도 상승 유지하여 뇌압 감소 유도
- 진통제 및 진정제 투여로 뇌압 상승 방지
- 수술 후라면 배액관 출혈량 및 색 변화 관찰, 감염 예방 위한 무균 드레싱 시행
- 구토, 발작, 언어장애, 운동 저하 등 변화 시 즉시 보고
- 의식저하 또는 쿠싱 트라이어드[1] 발생 여부 확인

3 수행 후

- 환자의 회복 경과 및 재활 가능성에 대한 사정
- 보호자에게 EDH 경과, 예후, 재활 치료 필요성 설명
- 퇴원 후 관찰해야 할 경고 증상(두통, 구토, 의식 변화 등)에 대해 교육
- 장기적 인지 및 운동 기능 회복 과정에 대한 상담 및 지역사회 자원 연계 고려

---

1 Cushing's Triad : 고혈압, 서맥, 불규칙 호흡

EGD : Esophagogastroduodenoscopy

인사이트

EGD는 Esophagogastroduodenoscopy의 약어로, 식도(Esophagus), 위(Stomach), 십이지장(Duodenum)을 관찰하는 식도위십이지장내시경술을 의미합니다. 일반적으로 '위내시경'이라고 부르며, 입을 통해 내시경을 삽입해 상부 위장관의 점막을 직접 관찰하고, 염증, 궤양, 출혈, 종양 등의 병변을 진단하거나 치료할 수 있습니다.

임상적 사고

- 식도, 위, 십이지장까지 관찰하는 검사
- 위염, 궤양, 위암, 식도염, 식도정맥류 등 진단
- 조직검사(Biopsy), 용종 절제, 지혈술 등의 치료적 시술 가능
- 명확한 금식 및 약물 조정이 필수
- 드물지만 출혈, 천공, 호흡 억제 등 합병증 가능

간호중재

1 수행 전

- 검사 전 금식 여부를 확인하고, 환자 및 보호자에게 금식 안내를 제공
- 항응고제, 항혈소판제, 당뇨약을 복용 중인지 확인하고 주치의와 복용 조정 여부를 논의
- 틀니 착용 여부와 구강 상태를 확인하고, 틀니나 흔들리는 치아는 제거
- 혈액 응고 수치 및 전신 상태를 사정하여 출혈 위험 여부를 평가

2 수행

- 진정제 투여 후 활력징후 및 산소포화도(SpO_2)를 정기적으로 확인
- 검사 중 안위 유지를 위해 조용한 환경을 제공하고, 필요 시 산소공급을 준비
- 내시경 삽입 후 환자가 호흡곤란, 통증, 심한 불안을 호소하는 경우 즉시 보고
- 검사 중 조직검사 또는 지혈술 시행 여부를 확인해 이후 간호계획에 반영

3 수행 후

- 활력징후, 의식 수준, 동공 반응을 확인하며, 진정제 영향에서 회복될 때까지 관찰
- 1~2시간 금식 유지 후, 연하 반사(swallowing reflex) 회복이 확인된 후 소량의 물부터 섭취를 시작하도록 안내
- 검사 중 조직검사나 치료를 시행한 경우 금식 연장 여부를 주치의와 확인하고, 출혈 및 천공 징후(복통, 흑색변, 구토 등)를 주의 깊게 관찰
- 고령 환자 또는 혼자 귀가가 어려운 경우 보호자 동반 귀가를 유도하고, 검사 당일 운전 및 기계 조작 금지를 교육

📢 선배의 한마디

❶ 인수인계할 때

"이 환자 내일 아침 EGD 예정이라 NPO 유지 꼭 확인해 주세요."
→ 상부 위장관 내시경 전에는 NPO(금식) 유지가 필수로, 정해진 시간에 금식을 시작할 수 있도록 인계합니다.

❷ 의사에게 보고할 때

"선생님, EGD하고 병실 올라온 환자, 지금 Hematemesis(토혈) 한 번 했습니다."
→ EGD 후 위장관 출혈 가능성이 있으므로 즉시 의사에게 보고합니다.

❸ 간호사들 간 의사소통

"EGD 후 마취 풀리고 나면 sips of water부터 시작해 주세요."
→ 연하 반사 회복 확인을 위해 소량의 물부터 삼켜서 확인할 것을 동료에게 전달합니다.

EMR : Endoscopic Mucosal Resection

인사이트

EMR은 Endoscopic Mucosal Resection의 약어로, 내시경을 이용해 점막층에 위치한 병변을 절제하는 <u>내시경점막절제</u>를 의미합니다. 주로 2cm 이하의 작은 위장관 병변에 적용되며, 생리식염수 주입 후 병변을 부풀리고, 올가미 형태의 와이어로 병변을 절제하여 제거합니다.

임상적 사고

- 2cm 이하의 조기 병변에 적합한 내시경적 치료법
- 시술 과정 : 생리식염수 주입 → 병변 부풀림 → 올가미 절제 순서로 진행
- 비교적 짧은 시술 시간(30분 내외)
- 출혈 및 천공 위험 낮고 회복 빠름
- ESD에 비해 기술적으로 쉬우나, 깊은 병변이나 큰 병변에는 부적합
- 절제된 조직은 병리검사를 통해 암 유무 및 병기 확인 가능
- 시술 후 재발 가능성이 있어 정기적인 추적 내시경 필요

간호중재

1 수행 전

- 검사 전 금식 여부 확인(일반적으로 6시간 이상)
- 항응고제, 당뇨약 등 복용중인 약물 사정 및 의사 지시에 따라 투약 여부 조절
- 수면내시경 시 진정제 알레르기 및 기저질환 확인
- 시술 동의서 작성 여부 확인
- 시술 목적, 방법, 주의사항에 대한 교육 제공

2 수행

- 활력징후 및 의식 상태 모니터링
- 산소포화도(SpO_2) 확인 및 저산소증 예방
- 출혈이나 복통 발생 시 즉시 보고
- 필요 시 진정제 및 진통제 투여

3 수행 후

- 시술 후 처방에 따라 금식 유지, 이후 식이 재개 시점 확인
- 조직검사 시행 시 금식 연장 및 자극적 음식 금지 교육
- 토혈, 흑색변, 심한 복통, 발열 등 출혈 및 천공 증상 모니터링
- 수면내시경 후 낙상 예방 및 보호자 동반 귀가 확인
- 시술 후 주의사항, 병리결과 확인 일정, 추적 내시경 필요성 교육

📢 선배의 한마디

❶ 인수인계할 때

"EMR 하고 나서 지혈 클립 걸었으니까 출혈 여부 잘 확인해 주세요."

→ 점막절제 후 지혈 클립 유지 상태와 출혈, 흑색변, 토혈 여부 확인을 해야함을 인계합니다.

❷ 의사에게 보고할 때

"선생님, EMR 받은 환자 분 Hematochezia 했습니다."

→ EMR 후 혈변, 토혈 등 출혈 소견이 있으면 즉시 보고해 추가 지혈이나 재내시경 필요 여부를 확인합니다.

❸ 간호사들 간 의사소통

"EMR 환자라 검사 후 NPO 풀릴 때까지 물 못 드시게 해주세요."

→ 점막절제 후 위벽 치유와 출혈 예방 위해 금식 유지 필요성을 간호사에게 공유합니다.

ER : Emergency Room

인사이트

ER은 Emergency Room(응급실)의 약어로, 생명이 위급하거나 즉각적인 치료가 필요한 환자들을 위한 의료기관 내 24시간 운영되는 전문 진료 공간입니다. 갑작스러운 외상, 급성 질환, 의식저하 등의 상황에서 환자를 신속히 평가하고 필요한 응급처치, 진단 및 입원 결정 등을 수행합니다. 경증부터 중증까지 다양한 환자군이 내원하며, 응급도에 따라 분류(Triage) 후 진료가 진행됩니다.

임상적 사고

- 응급실은 생명 위협 상황에 대한 신속한 처치가 가장 큰 목적
- 교통사고, 뇌졸중, 심근경색, 외상, 쇼크, 호흡곤란 등 급성상태 대응
- 일반 외래(OPD)와 달리 24시간, 무예약 진료 시스템
- 응급실 방문 후 퇴원, 병동 입원, 수술 또는 사망(DOA) 등 다양한 경과 가능
- 응급의학과 전문의와 여러 과 전문의가 협진하는 다학제적 구조
- 진단검사(CT, MRI, 혈액검사 등), 약물투여, 응급수술 준비 등 신속 진행

간호중재

1 수행 전

- 환자 내원 시 Triage(응급도 분류) 수행 및 환자 등록
- 환자 의식 수준(GCS), 활력징후(V/S) 즉시 사정
- 주증상(Chief Complaint) 파악 : 사고 경위, 통증 위치 및 강도, 증상 발생 시간 등
- 감염성 질환 의심 시 격리 필요성 평가
- 보호자 정보 확인 및 동의서 준비

2 수행

- 활력징후 모니터링 및 정맥로 확보, 필요 시 산소 공급
- 검사 전 준비 및 검체 채취 : 혈액검사, 소변검사, 영상촬영 등
- 주증상에 따른 약물투여, 진통제, 수액, 응급처치 시행
- 의사 지시에 따라 심전도(EKG), 흉부 X-ray, CT 등 촬영 준비
- 낙상 및 자해 위험 환자의 경우 안전 확보 및 행동 관찰
- 위급 환자 발생 시 CPR 및 응급키트 준비

3 수행 후

- 검사 결과에 따른 입원, 귀가, 전원 결정 후 관련 절차 진행
- 퇴원 시 복약 지도 및 외래(OPD) 추후 진료 예약 안내
- 입원 시 병동 간 인수인계 및 전과 보고서 작성
- 응급실 내 체류 시간 및 간호기록 마무리
- 보호자에게 상태 설명, 예후 및 추후 경과 관찰 필요성 안내

ERCP : Endoscopic Retrograde CholangioPancreatography

인사이트

ERCP는 Endoscopic Retrograde CholangioPancreatography, 우리말로는 내시경역행담췌관조영을 의미합니다. 내시경과 방사선 촬영을 병행하여 담관과 췌관의 병변을 진단하고 치료까지 가능한 시술입니다. 조영제를 담관/췌관에 주입해 이상 유무를 확인하고, 필요 시 담석 제거, 스텐트 삽입, 조직검사 등이 이루어집니다.

임상적 사고

- 담관 및 췌관 질환을 진단하고 치료할 수 있는 복합 내시경 시술
- 담석, 담관 협착, 담도암, 췌장암, 췌장염 진단 및 처치 가능
- 시술 전 반드시 금식(NPO) 필요, 항응고제 사용 여부 확인 필수
- 주요 합병증 : 췌장염, 담관염, 출혈, 위장관 천공
- 시술 후에는 금식 유지 및 합병증 모니터링이 중요함

간호중재

1 수행 전

- 시술 동의서 확인 및 시술 목적, 위험성 설명
- 6~8시간 금식 유지(물 포함)
- 항응고제/당뇨약 등 복용 약물 확인 및 조정
- 진정제 및 진경제 투여 여부 확인
- 정맥로 확보 및 응급 약물 준비
- 틀니, 금속물 제거 등 신체 준비
- 조영제 알레르기 여부 확인

2 수행

- 활력징후 모니터링 및 의식상태 관찰
- 조영제 주입 후 방사선 촬영 보조
- 담석 제거, 스텐트 삽입 등 시술 단계 지원
- 환자의 불안 감소 및 진정 상태 유지
- 출혈 또는 복부 통증 발생 시 즉각 보고

3 수행 후

- V/S 정기 모니터링(15~30분 간격)
- 의식 회복 여부 확인 및 낙상 예방
- 금식 유지 후 식이 재개(물 → 연식 순)
- 복통, 구토, 발열, 황달, 출혈 등 합병증 징후 관찰
- 보호자에게 시술 후 주의사항 설명 및 퇴원 시 교육 제공

ERCP : Endoscopic Retrograde CholangioPancreatography

ESD : Endoscopic Submucosal Dissection

인사이트

ESD는 Endoscopic Submucosal Dissection, 우리말로는 내시경점막밑박리를 의미합니다. 내시경을 이용해 병변의 점막하층까지 정밀하게 박리하여 조기 위암, 대장암, 식도암 등 초기 병변을 완전히 제거하는 시술입니다. 기존의 내시경 절제술보다 정밀하며, 장기 보존 및 국소 절제가 가능하다는 장점이 있습니다.

임상적 사고

- 조기 위암, 대장암, 식도암 등 조직이 깊거나 넓은 병변에 적합한 고난도 시술
- 병변의 경계를 표시 후 점막하층을 박리, 특수 칼을 사용하여 정확한 절제 가능
- 기존 EMR보다 재발률 낮고, 장기 보존 가능성 높음
- 출혈, 천공 위험이 있어 시술자는 숙련된 기술을 필요로 함
- 시술 후 조직을 병리검사하여 암 여부 및 절제 경계 평가 가능

간호중재

1 수행 전

- 시술 동의서 확인 및 설명(위험성과 장점 포함)
- 6~8시간 금식 유지(NPO)
- 항응고제, 항혈소판제 복용 여부 확인 및 주치의 상담
- 정맥로 확보 및 진정제 투여 준비
- 시술 부위(위, 대장 등)에 따라 필요 시 장세척(대장 ESD의 경우)

2 수행

- 활력징후(V/S) 및 의식 상태 모니터링
- 내시경 장비 및 절제 도구 준비
- 환자의 불안 완화 및 자세 유지 보조
- 시술 중 출혈 발생 시 지혈 보조 및 응급 대응

3 수행 후

- 시술 후 금식 유지 및 식이 조절(보통 연식부터 시작)
- 복통, 구토, 발열, 흑변 등 출혈/천공 징후 관찰
- 활력징후 및 의식 상태 지속 모니터링
- 보호자에게 시술 내용, 퇴원 후 관리 및 재내원 일정 설명
- 병리 결과 확인 후 외래 연계 및 추후 치료 계획 수립

ESRD : End Stage Renal Disease

인사이트

ESRD는 End Stage Renal Disease, 우리말로는 말기신장병을 의미합니다. 이는 신장 기능이 심각하게 저하되어 체내 노폐물과 수분을 제대로 배출하지 못하는 상태로, 만성 신장질환(CKD)의 마지막 단계(GFR < 15 mL/min/1.73 ㎡)에 해당합니다. 이 단계에서는 투석이나 신장이식 등 신대체요법이 필요합니다.

임상적 사고

- 만성 신장질환(CKD)의 5단계(말기)에 해당
- GFR < 15으로 신장 기능이 거의 소실된 상태
- **주요 증상** : 요독증, 전해질 불균형, 부종, 빈혈, 고혈압
- 치료는 신대체요법(투석 또는 신장이식)이 기본
- 식이요법, 체액조절, 약물치료, 감염예방이 함께 병행되어야 함

간호중재

1 수행 전

- 대상자의 기저질환 확인(당뇨, 고혈압 등) 및 약물 이력 사정
- GFR 수치, BUN, Creatinine, 전해질 등 주요 혈액검사 수치 확인
- 체중, I/O(섭취 및 배설량), 부종 유무 등 기본 신체사정 실시
- 교육 계획 수립 : 투석 전 교육, 식이 조절 필요성 안내

2 수행

- 체액 및 전해질 모니터링 : 체중, 부종, 고칼륨혈증 징후(부정맥 등) 관찰
- 혈압 및 심전도 정기 확인 : 심부전 및 부정맥 조기 발견
- 식이관리 : 투석 전에는 저단백, 저칼륨 식이를 권장하며, 투석 환자는 단백질 손실 보충을 위해 적정 단백질 섭취 필요
- 감염 예방 : 투석혈관(AV fistula, catheter) 부위 무균 관리
- 빈혈 관리 : 필요 시 조혈자극제와 철분제 병행 투여
- 심한 고칼륨혈증의 경우 약물요법과 함께 긴급 투석이 필요할 수 있음

3 수행 후

- 투석 후 활력징후 및 출혈 여부 확인
- 환자 및 보호자에게 식이, 약물 복약 순응도 교육
- 신장이식 대상자의 경우 장기 이식 관련 정보 제공
- 지속적인 정서적 지지 및 자기관리 능력 향상 교육
- 정기적인 혈액검사 및 추적 관찰 일정 안내

FIB : Fibrinogen

인사이트

Fibrinogen은 혈액응고 과정에서 중요한 역할을 하는 <mark>섬유소원</mark>입니다. 트롬빈(thrombin)의 작용으로 피브린(fibrin)으로 전환되어 혈액응고를 형성하게 됩니다. 주요 생산 부위는 간이며, 출혈 방지 및 염증 반응에 중요한 역할을 합니다.

임상적 사고

- 정상 수치 : 200~400 mg/dL
- 수치 증가 시 : 종양, 혈전증, 감염, 임신, 신증후군 등에서 증가 → 혈액 과응고 위험
- 수치 감소 시 : DIC, 간 질환, 과다 출혈 등에서 감소 → 출혈 위험 증가
- 혈액응고 상태 및 염증 반응을 반영하는 중요한 지표로 활용됩니다.

간호중재

1 수행 전

- 검사 전 출혈경향, 혈전 병력 등 환자의 병력 확인
- 항응고제 복용 여부 및 약물 중단 필요성 평가
- 필요 시 간 기능 검사

2 수행

- 검사 시 채혈 후 지혈 상태 확인
- 검사 결과 모니터링하면서 환자의 임상 증상(출혈, 혈전 징후)을 관찰

3 수행 후

- 수치 증가 시 : 혈전 예방을 위한 항응고 요법 적용 여부 확인 및 교육
- 수치 감소 시 : 출혈 예방을 위해 FFP(신선 동결 혈장), 피브리노겐 농축액 투여 여부 확인 및 준비
- 원인 질환(간 질환, DIC 등)의 치료 경과를 관찰하며, 지속적인 활력징후(V/S) 및 출혈 징후 모니터링

📢 선배의 한마디

❶ 인수인계할 때

"Fibrinogen 떨어져서 오늘 Cryo 처방 났고, 준비되면 수혈 예정이에요."

→ 피브리노겐이 기준치 이하라서 Cryoprecipitate(응고인자 농축제) 수혈 처방 및 계획을 인계합니다.

❷ 의사에게 보고할 때

"선생님, Fibrinogen 80으로 더 떨어졌습니다. 추가 수혈해야 할까요?"

→ 수치가 정상보다 낮으면(보통 200~400 mg/dL) 출혈 위험 있으므로 추가 Cryo, FFP 수혈 필요 여부를 확인합니다.

❸ 간호사들 간 의사소통

"Fibrinogen 낮으니까 채혈할 때 압박 지혈 잘 해주세요."

→ 응고인자 부족으로 채혈 부위 출혈 지속 가능성을 동료에게 강조합니다.

GCS : Glasgow Coma Scale

인사이트

GCS는 Glasgow Coma Scale(글래스고혼수척도)의 약어로, 환자의 의식 수준을 정량적으로 평가하는 신경학적 사정 도구입니다. 주로 외상성 뇌손상(Head Injury), 뇌출혈(ICH, SAH), 뇌종양, 약물중독 등에서 의식저하 정도를 평가하고 경과를 모니터링할 때 사용됩니다.

임상적 사고

GCS는 3가지 항목으로 구성

항목	점수	평가 기준
E (Eye Opening Response)	4	자발적으로 눈을 뜸
	3	말하면 뜸(언어 자극에 반응)
	2	통증 자극에 반응하여 뜸
	1	눈뜨기 없음
V (Verbal Response)	5	지남력 정상(시간, 장소, 사람 인지)
	4	혼동된 대화(지남력 혼동)
	3	부적절한 말(관련 없는 말)
	2	이해할 수 없는 소리(신음 등)
	1	언어 반응 없음
M (Motor Response)	6	명령에 따름
	5	통증 자극 물리침
	4	통증 자극 피함
	3	통증에 이상 굴곡 반응
	2	통증에 이상 신전 반응
	1	운동 반응 없음

간호중재

1 수행 전

- GCS 사정 방법과 점수 체계를 숙지
- 기본 활력징후와 함께 신경계 베이스라인 데이터 확보
- 의식 저하 원인(외상, 출혈, 약물 등)을 파악

2 수행

- 정해진 주기로 GCS를 반복 사정(E, V, M 항목별 기록)
- 동공 크기(Pupil)와 반응, 사지 마비 여부 병행 관찰
- 점수 변화 발생 시 즉시 주치의에게 보고
- 필요 시 통증 자극은 흉골 압박, 손톱 침흔 등 최소한으로 시행

3 수행 후

- 경과 기록 시 항목별(E/V/M) 점수와 총점 함께 기재
- GCS 감소 시 ICP(두개내압) 상승, 출혈 진행 등 악화 원인 신속 평가
- 보호자에게 환자 의식 변화 가능성과 관찰 포인트 설명
- 중증 환자는 기도유지, 산소 공급, 발작 대비 장비 사전 준비

GCS : Glasgow Coma Scale

📢 선배의 한마디

❶ 인수인계할 때

"이 환자 GCS 12점이고 E3 V4 M5로 측정되었어요. 반응 떨어지면 바로 주치의 보고해 주세요."
→ 현재 GCS 점수와 구체적 항목별 점수(E/V/M)를 공유하고 변화 모니터링 필요성 인계합니다.

"GCS 계속 15 유지 중이고, Pupillary reflex도 정상이에요."
→ 의식수준과 동공반사까지 함께 사정하여 안정 상태를 인계합니다.

❷ 의사에게 보고할 때

"선생님, GCS 15에서 10으로 떨어졌습니다. 현재 E2 V3 M5입니다."
→ GCS 점수가 급격히 감소하면 ICP 상승, 재출혈, 뇌손상 진행 가능성이 있으므로 즉시 보고합니다.

GI : Gastrointestinal Medicine

인사이트

GI는 Gastrointestinal Medicine의 약어로, 소화기내과를 의미합니다. 소화기계 장기(식도, 위, 소장, 대장, 간, 췌장, 담낭)의 질환을 진단하고 치료하는 진료과입니다. 병원에 따라 GE(Gastroenterology)라는 명칭도 사용됩니다.

임상적 사고

- **진료 대상** : 식도, 위, 장, 간, 췌장, 담낭 등 소화기계 전반
- **주요 질환** : 소화불량, 위염, 식도염, 위궤양, 장염, 간염, 담석증, 췌장염 등
- **주요 검사 및 치료** : 위·대장내시경, 복부초음파, 폴립 제거술, 출혈 치료 등
- **진료 권장 시기** : 소화기 증상이 지속되거나, 위·대장 이상이 의심되는 경우

간호중재

1 수행 전

- 검사 또는 진료 전 금식 필요성을 확인하고 환자에게 교육
- 내시경 검사 시 전처치(장세정제 복용, 금식) 등을 안내하고 준비
- 환자의 과거력(소화기 질환, 간질환 등) 및 복용 약물 확인

2 수행

- 검사 중 환자의 불안감 완화 및 안위 유지에 주의
- 내시경 또는 처치 시 활력징후(V/S) 관찰 및 응급상황 발생 여부를 모니터링

3 수행 후

- 검사 후 환자의 회복 상태와 부작용 여부(복통, 출혈, 어지러움)를 관찰
- NPO 해제 시점, 투약 여부 등 의료진 지시에 따라 검사 후 교육을 시행
- 검사 결과 확인 후 추가 검사나 치료 계획에 대해 설명하고 일정 관리

📢 선배의 한마디

❶ 인수인계할 때

"GI 팀에서 EGD 잡아놨으니까 NPO(금식) 유지하고 검사 준비해 주세요."
→ 소화기내과(GI)에서 상부 위장관 내시경(EGD) 처방 사항에 대해 공유합니다.

GS : General Surgery

인사이트

General Surgery는 위장관계, 간담도계, 갑상선, 유방, 탈장, 충수 등 다양한 장기와 조직에 대해 외과적 수술을 시행하는 전문 진료 분야입니다. 복부 장기 수술이 주를 이루며, 응급수술도 자주 포함됩니다.

임상적 사고

- GS는 복강경 수술, 개복 수술 등 다양한 수술 방법을 포함하며, 대표적인 수술로는 충수절제술(Appendectomy), 담낭절제술(Cholecystectomy), 탈장교정술(Herniorrhaphy) 등이 있음
- 일반외과는 다양한 응급상황(복부 통증, 출혈 등)에 대응해야 하며, 중환자 관리 및 외상처치도 포함

간호중재

1 수행 전

- 병력, 약물 복용력, 알레르기, 감염 여부 등 전반적인 환자 상태 사정
- 금식 여부 확인 및 피부 제모, 장 준비 등 수술 전 처치 수행
- 항응고제, 당뇨약 등 수술과 관련된 약물 중단 여부 확인
- 수술 동의서 서명 여부 및 수술 부위 마킹 등 수술 전 준비 확인
- 수술 절차, 회복 경과, 통증 관리 등과 관련한 교육 및 불안 완화 위한 정서적 지지 제공

2 수행

- 활력징후 정기적 측정(혈압, 맥박, 체온, 호흡수)
- 통증 사정(NRS 등) 후 적절한 진통제 투여 및 비약물적 중재(체위 변경, 심호흡 등) 병행
- 창상 상태 관찰 : 출혈, 발적, 삼출물 등 감염 징후 확인 및 무균적 드레싱 교환
- 배액관 관리 : 배액량, 색깔, 흐름 확인 및 튜브 개방성 유지, Negative pressure drain(hemovac, JP drain)인지 확인하고 압박 유지 여부 확인
- 폐합병증 예방 : 심호흡, 기침 격려, 체위 변경 및 조기 보행 유도, 폐활량계(Incentive Spirometer) 사용 교육
- 장운동 재개 여부 확인 : 복명음, 배변 여부, 복부 팽만 등 사정 후 금식 해제 여부 결정
- 수액 및 약물 관리 : 처방된 항생제, 진통제 정확히 투여하고, 부작용 및 효과 확인

3 수행 후

- 퇴원 후 창상관리, 약물 복용법, 식이조절 및 활동 수준에 대한 교육 제공
- 수술 부위 압박, 무리한 활동, 과도한 움직임 등 회복 방해 요인 회피 교육
- 퇴원 후 재내원 시점 및 응급 상황(출혈, 고열, 창상 감염 등) 발생 시 대처 요령 안내

📢 선배의 한마디

❶ 인수인계할 때

"이 환자 오늘 아침 9시 GS에서 Appendectomy 들어가요. 전날 MN부터 NPO 라서 수액 잘 확인해 주세요."

→ 수술 전 자정부터 충수절제술 위해 금식 상태이며, 탈수 방지 위해 수액 관리를 인계합니다.

HCC : Hepatocellular Carcinoma

인사이트

HCC는 간세포에서 기원하는 간세포암종으로, 간에서 발생하는 원발성 간암(primary liver cancer) 중 가장 흔한 형태입니다. 간경변증이나 B형/C형 간염과 같은 만성 간질환 환자에게서 주로 발생합니다.

임상적 사고

- 위험 요인에는 B형 간염, C형 간염, 알코올성 간경변, 비알코올성 지방간질환(NAFLD), 아플라톡신 노출 등이 있음
- 증상이 없는 경우가 많지만, 진행되면 체중 감소, 복부 팽만, 복통, 황달, 피로감 등이 나타날 수 있음
- 진단은 복부 초음파, CT/MRI, 혈청 알파태아단백(AFP) 수치 등을 통해 이루어짐
- 치료는 간절제술, 고주파 열치료(RFA), 경동맥화학색전술(TACE), 간이식, 표적치료제 등으로 다양

간호중재

1 수행 전

- HCC 질환 특성과 병기, 치료계획(간절제술, 간이식, TACE, 표적치료 등)에 대한 환자 및 보호자 교육
- 환자의 질병에 대한 이해도, 치료 수용도 및 불안 정도 사정
- 기존 간질환(간경변, B형/C형 간염 등) 유무, 간 기능 수치(AST/ALT, PT, bilirubin 등) 확인
- 간성뇌증(간성혼수) 병력 여부 및 기초 정신상태 확인

2 수행

- 간 기능 저하 증상 사정 : 황달, 복수, 간성뇌증 징후(의식 혼미, 수면역전 등), 출혈 경향 확인
- 통증 사정(NRS 등) 후 진통제 투여 및 비약물적 중재(찜질, 이완요법) 병행
- 식욕부진, 체중감소 예방 위한 고단백·고칼로리 식이 권장 및 필요 시 영양지원팀 연계
- 간성뇌증(간성혼수) 위험 시 단백질 섭취 조절, 락툴로오즈(Lactulose) 투여 및 의식 상태 모니터링
- 항암 치료 부작용(오심, 피로, 간독성 등) 평가 후 증상별 간호 제공
- 출혈 위험 관리 : 혈소판 수치, PT/INR 확인 및 멍, 잇몸 출혈 등 감시
- 침습적 처치(주사, 채혈 등) 최소화하고, 지혈 상태 주의 깊게 관찰
- 환자 및 가족의 심리적 반응(불안, 우울, 좌절) 사정 및 정서적 지지 제공

3 수행 후

- 퇴원 후 자가관리 교육 : 금주·금연, 식이요법, 규칙적인 약물 복용, 증상 악화 시 대처법 안내
- 정기적 추적검사(AFP, 간기능검사, 복부 CT/MRI 등) 일정 안내
- 복약순응도 유지 및 항암제 부작용 관리 교육

HD : Hospital Day

인사이트

HD는 <mark>입원일로부터의 경과 일수를</mark> 나타내는 용어로, 입원 첫날을 Hospital Day #1으로 계산합니다. 의료진 간의 경과일 확인, 경과 기록, 처치 시점 판단 등을 위해 사용됩니다.

임상적 사고

- 표현 예 : 입원 당일은 HD #1, 입원 후 3일째는 HD #3으로 표현
- 수술 후 회복 상태, 항생제 투약 경과, 절식 기간, 치료 반응 등을 기술할 때 흔히 활용
- 전자의무기록(EMR)에서 진단명 옆, 투약 기록, 경과 기록지 등에 자주 표기

간호중재

- 입원 경과일(HD)을 기준으로 환자상태 재평가 및 치료 계획 이행
- 전자의무기록(EMR)에 HD 명확히 기재하여 의사소통 정확성 유지
- 팀원 간 인계 및 회진 시, HD 기준으로 병력 요약 및 간호 흐름 설명
- HD 일정에 따라 항생제 교체, 배액관 제거, 금식 해제 여부 재검토
- HD 기준으로 퇴원 준비(약물처방, 교육, 추후 외래 일정 등) 단계별 시행
- 전동·전과 시 HD 기반 경과 요약 제공으로 원활한 간호 연속성 유지

F — HD : Hospital Day

📢 선배의 한마디

❶ 인수인계할 때

"이 환자 HD 3으로 오늘부터 Soft diet 시작됐어요."
→ 입원 3일째(Hospital Day 3)에 식이 단계 변경(연식/경식 등)을 인계합니다.

"HD 5인데 아직 배변 못 보셔서 복부 상태 같이 잘 봐주세요."
→ 입원 5일차 환자의 장운동 회복 및 배변 여부 확인을 인계합니다.

❷ 의사에게 보고할 때

"선생님, 이 환자 HD 2로, 체온 계속 38도 이상으로 측정됩니다."
→ 입원 이틀째 환자의 발열 지속, 감염 의심, 항생제 변경 여부를 상의합니다.

HS : Hora Somni

인사이트

HS[1]는 Hora Somni(오라 솜니)의 약어로, 자기전(Bedtime)를 의미합니다. Hora는 라틴어로 '시간'을 뜻하고, Somni는 '잠, 꿈'을 의미하여, 의학 현장에서 HS는 주로 취침 전에 약물을 투여하라는 지시로 사용됩니다. 환자가 잠자리에 들기 전에 약물을 복용하거나 처치를 시행해 약물 효과를 극대화하고 부작용을 최소화하는 목적을 가지고 있습니다.

임상적 사고

HS 처방이 사용되는 대표 약물

- **수면제, 신경안정제** : 수면 유도 및 불면증 개선
- **독사조신(Doxazosin)** : 취침 중 기립성 저혈압 부작용 최소화
- **변비약(Laxative)** : 밤에 복용해 아침에 배변 효과 유도
- **항생제** : 신체 내 약물 농도 유지 목적

의미와 목적

- 수면과 연계된 약물의 효과 극대화
- 부작용 발생 시 수면 중 안전하게 관리
- 약효 발현 시점을 고려한 적정 투여

---

1 HS를 소문자(hs)로도 사용되긴 하지만, 일부 기관에서는 다른 약어와 혼동을 줄이기 위해 대문자 HS를 권장하기도 한다.

간호중재

1 수행 전

- 의사 처방의 HS 투약시점과 정확한 약물, 복용량 확인
- 환자에게 취침 전 복용 약물 목적과 복용 방법 설명
- 기립성 저혈압, 졸림 등 예상 부작용 사전 교육

2 수행

- 처방된 HS 약물을 취침 전 올바른 시점에 제공
- 환자가 충분한 물과 함께 약물을 복용하도록 돕기
- 복용 후 침상 안정 유지 여부 확인

3 수행 후

- 약물 복용 후 졸림, 어지럼증, 기립 시 어지럼 등 이상 반응 관찰
- 부작용 발생 시 즉시 보고 및 낙상 등 안전사고 예방
- HS 약물 복용 순응도 유지 위해 다음날 투약 여부와 효과 확인

HS : Hora Somni

HTN : Hypertension

인사이트

HTN은 Hypertension(고혈압)의 약어로, 정상보다 높은 혈압 상태를 의미합니다. 일반적으로 수축기 혈압 ≥ 140mmHg 또는 이완기 혈압 ≥ 90mmHg인 경우 고혈압으로 진단됩니다.

임상적 사고

- 임상 현장에서는 '하이퍼텐션', '에이치티엔', '고혈압' 등 다양한 방식으로 발음되며, '하이퍼텐션'으로 읽는 경우가 많음
- 간호학생 시절부터 활력징후(V/S, Vital Signs)를 반복 측정하면서 자연스럽게 익히는 대표 의학용어 중 하나
- Hyper은 '과도한', '지나친'이라는 의미를 가지며, Tension은 '긴장'이라는 일반적 의미 외에 혈관 벽에 가해지는 압력을 뜻함. 따라서 Hypertension은 혈관 벽에 과도한 압력이 가해지는 상태, 즉 혈압 상승(고혈압)을 의미

    * 관련 용어 : Hyperglycemia(고혈당), Hyperkalemia(고칼륨혈증), Hypercalcemia(고칼슘혈증)

간호중재

1 수행 전

- 환자의 과거력, 진단 여부 확인
  - 고혈압 진단 유무, 진단 시기, 기저질환(당뇨, 고지혈증 등) 동반 여부 사정
- 현재 복용 중인 항고혈압제 종류 및 복약 순응도 확인
- 고혈압 관련 응급 증상(두통, 어지럼증, 흉통, 시야 흐림 등) 여부 사정
- 활력징후(V/S) 기준 설정 및 혈압 정상 범위 기준 계획 수립

2 수행

- 혈압, 심박수, 호흡수 등의 활력징후를 정기적으로 측정 및 기록
- 복약 이행 모니터링 및 처방된 약물 정확한 투약 관리
  - 항고혈압제의 효과 및 부작용 관찰
- 저염식, 체중 감량, 운동 권장, 스트레스 관리 등 비약물요법 지도
- 필요 시 영양사·운동처방사와 협력하여 맞춤형 생활습관 개선 계획 수립
- 고혈압성 위기 발생 시 즉시 보고 및 처치 준비
  - 혈압 ≥180/120mmHg이고, 증상(두통, 시야장애, 혼동 등) 발생 시 응급 대응

3 수행 후

- 환자 및 보호자에게 고혈압 관리의 중요성과 장기 합병증 예방 교육
  - 뇌졸중, 심근경색, 신장질환 예방을 위한 혈압 관리 강조
- 복약 교육 강화 및 가정용 혈압계 사용법 교육
- 외래 추적 관리 일정 안내 및 자가혈압 기록 권장
- 정기 건강검진 및 기저질환 관리 필요성 안내

📣 선배의 한마디

❶ 인수인계할 때

"이 환자 HTN 환자라 BP 자주 올라가니까 활력징후 자주 체크해 주세요."
→ 고혈압 환자로 혈압 상승 위험이 높아 정기적 BP 모니터링 필요성을 인계합니다.

❷ 의사에게 보고할 때

"선생님, HTN인데 BP가 180/100 나와서 추가 항고혈압제 필요할까요?"
→ 고혈압 환자 혈압이 비정상적으로 높게 측정되면 주치의에게 보고하여 약물 추가 처방 필요성을 확인합니다.

"HTN 환자로, 항고혈압제 복용 중입니다. 현재 어지럼증 있다고 하며, BP 80/50 나왔습니다."
→ 항고혈압제 복용 중인 환자가 혈압이 과도하게 떨어진 상황에서 주치의에게 보고하여 약물 조절 필요성을 확인합니다.

❸ 간호사들 간 의사소통

"HTN 환자니까 갑자기 일어나지 않게 하고 천천히 움직이게 해주세요."
→ 기립성 저혈압 예방을 위해 안전한 체위 변경과 이동 시 주의가 필요함을 강조합니다.

ICH : Intracerebral Hemorrhage

인사이트

ICH는 Intracerebral Hemorrhage(뇌내출혈)의 약어로, 뇌 실질조직 내부에서 출혈이 발생한 상태를 의미합니다. 주로 동맥경화로 경화된 동맥이 고혈압 등으로 파열되면서 출혈이 발생하며, 갑작스럽게 증상이 나타나고 진행 속도가 빠른 것이 특징입니다.

임상적 사고

주요 원인
- 동맥경화, 고혈압성 혈관 파열이 가장 흔함
- 외상, 뇌종양, 비만, 흡연, 혈관기형 등도 위험인자

주요 증상
- 갑작스러운 심한 두통
- 의식 저하, 사고력·이해력·기억력 저하
- 오심, 구토, 발작
- 편측 마비, 감각 소실, 언어장애, 시야장애

예후[1]
- 출혈량이 적으면 비교적 회복 가능
- 출혈량이 많으면 뇌압 상승 → 뇌 기능 손상 → 사망 위험

---

1 출혈량과 위치, 환자의 연령, 기저질환, 초기 의식 수준에 따라 예후가 달라질 수 있다.

간호중재

1 수행 전

- 환자의 과거력(고혈압, 동맥경화, 외상 여부 등) 확인
- 응급 CT/MRI 촬영 계획 확인 및 준비
- 기도유지, 산소공급 준비

2 수행

- 활력징후(V/S), GCS(Glasgow Coma Scale), Pupillary reflex 등 신경학적 상태 수시 확인
- 두개내압 상승 예방 : 침상 머리 30도 올리기, 변비·기침 예방
- 약물요법 : 혈압 조절제, 삼투성 이뇨제(만니톨) 투여 여부 확인
- 발작 대비 항경련제(예 : 페니토인), 안전장치(흡인기, 산소 등) 준비

3 수행 후

- 의식 및 신경학적 변화 기록하고 이상 시 즉시 보고
- 출혈량·부종에 따른 예후 설명 및 보호자 정서적 지지 제공
- 필요 시 재활 프로그램 연계하여 기능 회복 지원

📢 선배의 한마디

❶ 인수인계할 때

"이 환자 ICH로 Craniotomy 받고 ICU에 올라왔어요. V/S랑 GCS 꼭 자주 봐주세요."
→ 두개내출혈로 개두술(두개 절개 수술) 후 입원 상태를 인계하며 활력징후와 신경학적 사정(GCS) 확인을 강조합니다.

"ICH 환자 BP 조절 중요해서 140 이상 안 넘어가게 약물 들어가고 있어요."
→ ICH 환자는 혈압이 높으면 재출혈 위험이 있으므로 혈압 조절 상황과 모니터링 필요성을 인계합니다.

❷ 의사에게 보고할 때

"선생님, ICH 환잔데 GCS가 15에서 12로 떨어졌습니다. 바로 확인 부탁드립니다."
→ 의식저하가 진행되면 뇌압 상승, 재출혈, 부종 악화 가능성이 있으므로 즉시 주치의에게 보고합니다.

❸ 간호사들 간 의사소통

"ICH 환자니까 자세는 Head up 30도로 유지해 주세요."
→ 두개내압(ICP) 상승 예방을 위해 머리 높이 유지 필요성을 간호사에게 공유합니다.

"ICH 환자니까 V/S랑 GCS 조금이라도 변하면 바로 보고해 주세요."
→ 작은 변화도 즉시 보고해야 함을 교대 근무자에게 강조합니다.

ID : Intradermal Injection

인사이트

ID는 Intradermal injection(진피내주사)의 약어로, 표피 아래의 진피층에 약물을 주사하는 방법을 의미합니다. 주로 항생제 알레르기 반응 검사, 투베르쿨린 반응 검사(PPD test) 등에서 사용되며, 피부 표면 가까이에 소량의 약물을 주입하여 약물 반응을 국소적으로 관찰할 수 있게 합니다.

임상적 사고

주요 사용 목적
- 항생제 알레르기 반응 검사(AST)
- 결핵 진단을 위한 PPD [1] (Tuberculin) 검사

장점
- 피부 반응을 직접 눈으로 확인할 수 있어 반응 정도 비교가 용이함
- 비교적 간단한 방법으로 국소 면역반응 평가 가능

단점
- 주사 시 통증이 비교적 심하고, 주사 부위 염증 · 출혈 가능성 있음

1　PPD : Purified Protein Derivative

간호중재

1 수행 전

- ID 주사 목적(알레르기 검사, PPD 등)과 방법을 환자에게 설명
- 주사 부위(주로 팔 안쪽)의 청결 상태 확인
- 필요 시 금기사항(피부 병변, 중증 피부 알레르기 등) 확인

2 수행

- 5~15도 각도로 바늘을 얕게 삽입해 진피층에 약물을 소량 주입
- 투약 후 주사 부위에 팽진(wheal)이 형성되었는지 확인
- 주사 부위를 문지르지 않도록 안내

3 수행 후

- 주사 부위의 발적, 부종, 통증, 출혈 여부 관찰
- 검사에 따라 반응(예 : PPD는 48~72시간 후 팽진 크기 측정) 시기와 판독법을 설명
- 알레르기 양성 반응 시 즉시 주치의 보고 및 응급약물(항히스타민제 등) 준비

ID : Intradermal Injection

📢 선배의 한마디

❶ 인수인계할 때

"이 환자 처방받은 항생제 ID 테스트 Negative여서 오늘부터 정맥주사로 들어갈 거예요."

→ 항생제 피내반응 검사(ID) 결과 음성이 나와 IV로 항생제 투약 예정임을 인계합니다.

"처방 항생제 ID 반응 Positive 나왔습니다. 주치의에게 보고해서 약을 변경해야 하는지 확인하고, 검사 결과 기록도 같이 남겨주세요."

→ 피내반응 검사에서 양성 반응 확인결과를 주치의 보고 후 약 변경 필요성과 기록이 필요함을 인계합니다.

❷ 의사에게 보고할 때

"선생님, 처방된 항생제 ID 검사 Positive 나왔습니다. 다른 항생제로 바꿀까요?"

→ 처방된 항생제의 피내주사 검사에서 양성 반응이면 대체 항생제 처방 필요 여부를 즉시 보고합니다.

IM : Intramuscular Injection

인사이트

IM은 Intramuscular Injection(근육주사)의 약어로, 약물을 피하(SC)나 정맥(IV)이 아닌 근육층에 직접 주사하여 투여하는 방법을 의미합니다. 근육은 혈관 분포가 풍부하여 약물의 흡수가 빠르고 일정하게 이루어질 수 있으며, 대량의 약물을 비교적 안전하게 투여할 수 있는 장점이 있습니다.

임상적 사고

IM의 주요 목적
- 정맥주사가 어려운 경우 대체 경로
- 서서히 흡수되어야 하는 약물 투여(예 : 백신, 비타민 B12, 호르몬제, 항생제 등)
- 지속적인 효과가 필요한 경우 사용

IM 주사 부위
- 삼각근(Deltoid Muscle) : 주로 소량 주사(1mL 이하), 예방접종에 사용
- 대퇴외측근(Vastus Lateralis) : 영유아, 근육량 적은 환자에게 사용
- 둔부근[1](Ventrogluteal, Dorsogluteal) : 비교적 대량 주사 시 사용(2~5mL)

주의사항
- 신경, 혈관 손상 위험이 있으므로 해부학적 위치를 정확히 확인
- 피하주사보다 통증이 동반될 수 있음

---

1 Ventrogluteal 부위는 주요 신경이나 혈관이 없어 주로 사용되며, Dorsogluteal 부위는 좌골 신경과 주요 혈관 및 골조직 손상 주의

간호중재

1 수행 전

- 6 Rights(정확한 대상자, 정확한 약물, 정확한 용량, 정확한 시간, 정확한 경로, 정확한 기록)를 확인
- 주사 부위에 피부 병변, 혈종, 염증 여부 사정
- 필요 시 알레르기 병력 확인(특히 백신, 항생제)

2 수행

- 적절한 부위 선택 후 알코올 솜으로 소독
- 90도 각도로 근육에 주사, 약물이 제대로 주입되었는지 확인
- 투여 후 주사부위를 살짝 마사지하여 약물 흡수 촉진(단, 항응고제, 백신 등 일부 약물은 문지르지 않음)

3 수행 후

- 주사 부위 통증, 부종, 발적 여부 관찰
- 이상 반응(과민반응, 알레르기 반응 등) 즉시 보고
- 환자에게 투여 약물명, 부작용 가능성, 주사 부위 관리법 설명

📢 선배의 한마디

❶ 인수인계할 때

"이 환자 해열제 IM 처방 있어서 열 나면 바로 맞혀주세요."

→ 고열 시 근육주사 해열제 처방이 있으므로 즉시 투약할 수 있도록 인계합니다.

❷ 의사에게 보고할 때

"선생님, 해열제 IM 맞았는데도 열이 안 떨어집니다. 추가 지시 부탁드립니다."

→ 근육주사로 해열제 투여 후에도 효과가 없을 때 추가 처치 필요 여부를 보고합니다.

INR : International Normalized Ratio

인사이트

INR은 프로트롬빈 시간(Prothrombin Time, PT) 검사 결과를 국제적으로 표준화한 비율을 의미합니다. 혈액응고의 정도를 평가하는 지표로, 경구용 항응고제(특히 와파린) 복용 환자의 혈액 응고 상태가 적절한지를 판단할 때 주로 사용됩니다.

임상적 사고

정상 수치
- 일반인 : 0.80 ~ 1.30
- 와파린 복용 환자 : 2.0 ~ 3.0(치료 목적에 따라 목표 수치는 달라질 수 있음)

주요 사용 목적
- 와파린(Warfarin) 복용 환자의 항응고 상태 모니터링
- 출혈 위험 또는 혈전 형성 위험을 예측하고 약물 용량을 조절하는 데 사용됨

수치 해석
- INR 상승 : 혈액 응고가 느려져 출혈 위험 증가
- INR 하락 : 혈액 응고가 빨라져 혈전 생성 위험 증가

간호중재

1 INR 수치 주기적 확인

- 와파린 복용 환자는 정기적으로 INR 검사를 받아야 하며, 검사 결과에 따라 용량 조절 여부를 의사와 함께 판단

2 약물 복용 교육 및 순응도 확인

- 와파린은 음식 및 약물 상호작용이 많으므로, 비타민 K가 많은 식품(시금치, 브로콜리 등) 섭취를 일정하게 유지하도록 교육하고, 복약 순응도를 확인

3 출혈 징후 사정 및 예방

- INR이 높을 경우 잇몸 출혈, 혈뇨, 멍, 혈변, 코피 등 출혈 징후를 관찰하고, 피부 손상이나 외상 예방을 위한 부드러운 칫솔 사용, 면도 시 전기면도기 사용 등을 권장

4 수술 또는 침습적 처치 전 INR 확인

- 수술, 조직검사, 중심정맥관 삽입 등 침습적 처치 전 반드시 INR 수치 확인이 필요하며, 고위험 수치는 처치 연기 또는 대체 치료 고려

5 INR 수치 변화 보고

- INR이 치료 범위를 벗어나는 경우 즉시 의료진에게 보고하여 추가 처치나 용량 조절

📢 선배의 한마디

❶ 인수인계할 때

"이 환자 INR 4.0로 높게 나와서 Warfarin 오늘 중단됐어요. 출혈 여부 잘 봐주세요."

→ INR 수치가 목표치보다 높아 약물 중단 상황과 출혈 모니터링 필요성을 인계합니다.

❷ 의사에게 보고할 때

"선생님, INR이 4.0으로 나왔는데 잇몸 출혈이 있습니다. 추가 지시 부탁드립니다."

→ INR이 높고 실제 출혈 증상이 동반되면 즉시 의사에게 보고합니다.

"INR이 1.5로 낮게 나왔습니다. Warfarin 용량 어떻게 할까요?"

→ 목표치보다 낮으면 혈전 형성 위험이 있으므로 주치의에게 보고하여 용량 조절 여부를 논의합니다.

INR : International Normalized Ratio

IV : Intravenous Injection

인사이트

IV는 정맥주사를 의미하며, 정맥(vein)을 통해 약물이나 수액을 직접 주입하는 방법입니다. 응급처치, 수술, 탈수, 감염, 금식 상태 등에서 빠른 효과와 지속적인 약물 공급을 위해 가장 흔하게 사용되는 주사 방법입니다.

임상적 사고

● 사용 대상 및 목적
- 금식 환자, 무의식 환자, 수술 및 응급환자, 탈수 및 감염 환자 대상
- 수액공급, 약물치료, 수혈, 영양제 투여, 혈관 확보 목적으로 사용

● 장점
- 약물이 혈관을 통해 직접 순환계로 들어가므로 빠른 효과가 나타남
- 많은 용량을 지속적으로 투여할 수 있어 치료적 혈중농도 유지가 가능
- 정밀한 약물 조절 및 혼합 투약이 가능하여 중환자나 응급 상황에서 유리

● 단점
- 정맥 확보가 어렵거나 실패 시 혈종, 정맥염, 침윤, 감염 등의 합병증 발생 가능
- 약물 효과가 빠른 만큼 부작용도 즉각적으로 나타나기 쉬움

간호중재

1 정맥 확보 및 주사 준비

- 적절한 정맥을 선택하고, 무균적으로 주사부위를 소독 후 정맥로를 삽입
- 말초정맥 또는 중심정맥로 사용 여부는 환자의 상태에 따라 결정

2 투여 전 약물 확인 및 용량 검토

- 약물의 농도, 속도, 투여 시간, 혼합 가능 여부 등을 정확히 확인
- 6 Rights(정확한 대상자, 정확한 약물, 정확한 용량, 정확한 시간, 정확한 경로, 정확한 기록)를 확인

3 주입 속도 및 반응 모니터링

- 수액 속도는 처방에 따라 정확히 조절하고, 부종, 통증, 발적, 누출 등의 이상 징후를 주의 깊게 관찰
- 약물의 즉각적인 효과 또는 부작용(저혈압, 발진, 호흡곤란 등) 발생 여부를 모니터링

4 정맥염 및 감염 예방 관리

- 주사부위는 정기적으로 관찰 및 교체하며, 발적, 열감, 통증 등의 증상이 나타나면 즉시 중지하고 의료진에게 보고
- 중심정맥관 사용 시 드레싱 및 세척 주기를 준수하여 감염 예방

5 기록 및 교육

- 투약 시간, 약물명, 용량, 부작용 여부를 간호기록지에 정확히 기록
- 퇴원 환자나 보호자에게 정맥 주사 라인 관리 및 이상 증상 시 대처법에 대해 교육

📢 선배의 한마디

❶ 인수인계할 때

"항생제 IV 1일 3회니까 투약 시간 꼭 맞춰주세요."

→ 정맥항생제 투약 간격과 투약 시간을 놓치지 않도록 다음 근무자에게 전달합니다.

"IV 수액 속도가 처방보다 빨라지거나 느려지지 않도록 정확히 조절해 주세요."

→ 수액 속도 관리가 중요하므로 근무 간 교대 시 강조합니다.

IVH : Intraventricular Hemorrhage

인사이트

IVH는 <u>뇌실내출혈</u>을 의미하며, 뇌 안의 뇌실(Ventricle)이라는 공간에서 출혈이 발생하여 혈액이 고이는 상태입니다. 뇌실은 뇌척수액(CSF)을 생성하고 순환시키는 공간으로, IVH는 이 내부로 출혈이 생긴 상태를 뜻합니다.

임상적 사고

해부학적 위치
- 뇌실은 뇌실질 내부에 위치하며, 총 4개로 구성된 뇌척수액(CSF)의 저장 및 순환 공간
- IVH는 뇌실 내부로 혈액이 유입되어 고이는 상태

원인
- 동정맥 기형(AVM)
- 지주막하출혈(SAH) 이후 이차적 출혈
- 미숙아의 약한 혈관 파열, 신생아 특히 미숙아에서 흔하며, 주요한 신경계 합병증 중 하나

증상
- 소량 출혈 시 무증상일 수 있으나, 심할 경우 경련, 빈혈, 호흡 불규칙, 의식 저하, 사지마비, 동공 반응 변화(축소, 확대, 빛반사 이상 등) 등이 나타날 수 있음

중증도 분류(Papile 분류)
- Grade I : 출혈이 뇌실벽에 국한
- Grade II : 뇌실 내로 출혈이 퍼짐
- Grade III : 뇌실이 출혈로 인해 팽창
- Grade IV : 출혈이 뇌실을 넘어서 뇌실 인접 실질조직까지 확장

치료
- **보존적 치료** : 성인환자는 절대 침상 안정(ABR)을 유지하며, 미숙아 및 신생아는 체위 안정을 중심으로 관리. 또한, 혈압 조절제, 뇌압 상승 및 구토 조절 약물 사용 병행
- **수술적 치료** : 뇌실외 배액술, 개두술 등으로 출혈 배출과 뇌압 조절

간호중재

1 수행 전

- 신경학적 사정 계획 유지, 발작 위험성 설명
- 검사 및 치료 과정에 대해 보호자와 정보 공유

2 수행

- 의식수준, 동공 크기 및 반응, 사지 운동 평가 등 신경계 모니터링
- 활력징후(V/S) 및 ICP 관리 : 두부 30도 상승, 과도한 자극 금지
- 경련 예방 : 항경련제 투여 여부 확인, 흡인기·산소 준비
- 수분·전해질 균형 유지 : 정맥수액 및 이뇨제 투여 시 변화 확인

3 수행 후

- 경과 관찰 후 출혈 악화 징후 있으면 즉시 보고
- 가족에게 현재 상태, 검사 결과 공유 및 심리적 지지 제공
- 장기적 재활 계획, 후유증 관리 방향 안내

IVH : Intraventricular Hemorrhage

📢 선배의 한마디

❶ 인수인계할 때

"이 아기 IVH Grade 2 진단받아서 Head USG 계속 모니터링할 거예요."

→ 미숙아에서 IVH 단계를 전달하고, 뇌초음파(Head USG) 추적 필요성을 인계합니다.

"IVH로 두부 압력 올라갈 수 있으니까 V/S랑 GCS 변화있는지 잘 봐주세요."

→ 뇌실내 출혈로 인해 두개내압 상승 위험이 있어 활력징후와 신경 징후 모니터링을 강조하며, 변화 시 빠르게 주치의 보고해야함을 인계합니다.

❷ 의사에게 보고할 때

"선생님, IVH 환잔데 Head circumference가 갑자기 늘어서 초음파 다시 찍어야 할 것 같습니다."

→ 신생아에서 머리둘레 증가는 수두증 진행 신호로 즉시 의사보고 후 추가 검사 필요성을 논의합니다.

LC : Liver Cirrhosis

인사이트

LC는 <u>간경화증</u>을 의미하며, 지속적인 간세포 손상에 의해 간 조직이 섬유화되고 딱딱해져 간 기능이 저하된 상태를 말합니다. 간은 해독, 대사, 단백질 합성 등 다양한 기능을 수행하는 기관이지만, LC 상태에서는 이러한 기능이 점점 손상됩니다.

임상적 사고

발생 원인
- 우리나라에서는 B형 간염이 가장 흔한 원인
- 그 외에도 알코올성 간염, C형 간염, 비알코올성 지방간염(NAFLD), 자가면역성 간염, 유전 질환 등이 있음
- 간세포 손상 → 재생 → 흉터(섬유화)가 반복되며 간이 점차 굳는 병리적 과정

LC의 위험성
- 초기에는 증상이 거의 없어 조기 발견이 어려움
- 질병이 진행되면 간의 혈류 저하, 해독 기능 장애, 대사 문제 등이 발생
- 문맥압 상승으로 인해 복수, 식도정맥류, 하지 부종 등이 발생하며

주요 증상
- 황달, 식욕부진, 복부 불쾌감, 소화불량
- 복수, 하지부종, 식도정맥류 출혈
- 간성 뇌증(간성 혼수), 간암 발병 가능성

간호중재

1. 정기적 검사 모니터링
- 혈액 검사 결과를 지속적으로 확인하고 간 기능 저하와 관련된 수치 변화를 관찰
  * Albumin 저하, 혈소판(PLT) 감소, 총빌리루빈(T. Bilirubin) 상승, PT(INR) 연장

2. 복수천자 관리
- 복수 배출량은 반드시 처방에 따라 조절하며, 다량 배출 시 저혈압, 실신 위험 주의
- 천자 부위의 감염 징후(발적, 발열 등) 확인 및 통증 사정

3. 식이 및 생활습관 중재
- 절대 금주
- 검사 수치에 따라 단백질 및 염분 섭취 제한 필요 여부 판단

4. 간성 뇌증 예방 및 대응
- 단백질 섭취 제한이 필요한 경우 의료진과 협의
- 정신 상태 변화, 말 느림, 혼돈 등 조기 징후 발견 시 즉시 보고

5. 출혈 위험 사정
- 간경화 환자는 혈소판 감소와 응고장애로 인해 치은 출혈, 비출혈, 혈변 등 출혈 증상에 주의하며, 필요 시 출혈 예방 교육 및 부드러운 칫솔, 전기면도기 사용 권장

6. 환자 및 가족 교육
- 만성질환으로 장기적인 관리가 필요함을 인지시키고, 간암 검진, 약물 순응도, 정기 추적 검사의 중요성 교육

📢 선배의 한마디

❶ 인수인계할 때
"이 환자 LC 환자라 Ascites 심해서 paracentesis(복수 천자) 예정이에요. V/S 잘 봐주세요."
→ 간경변으로 인한 복수(Ascites) 관리와 처치 계획을 인계하며 활력징후 모니터링을 강조합니다.

"LC에 간성뇌증(간성혼수)과 GI bleeding 병력 있으니까 의식상태랑 melena 확인 잘 해주세요."
→ 간성뇌증(간성혼수)과 위장관 출혈(GI bleeding) 위험이 있어 의식변화, 흑색변 관찰 필요성을 인계합니다.

❷ 의사에게 보고할 때
"선생님, LC 환자인데 말 느려지고 이상한 말 하고 있습니다. Ammonia 수치 확인해볼까요?"
→ 간성뇌증(간성혼수) 의심 시 혈중 암모니아 수치, 치료 계획을 주치의와 논의합니다.

❸ 간호사들 간 의사소통
"LC 환자라 IV line 잡을 때 출혈 잘 안 멎을 수 있으니까 지혈상태 잘 확인해 주세요."
→ 간경변증 환자에서 혈소판 감소, PT 연장으로 출혈 경향성이 있어 출혈과 관련된 처치 시 주의해야 함을 공유합니다.

LFT : Liver Function Test

인사이트

LFT는 <u>간기능검사</u>를 의미하며, 혈액 내 간 관련 효소 및 단백질 수치를 측정하여 간의 건강 상태를 평가하는 검사입니다. 간은 대사, 해독, 단백질 합성, 소화 등 다양한 역할을 수행하는 기관으로, LFT를 통해 간의 기능 이상이나 손상 여부를 조기에 확인할 수 있습니다.

임상적 사고

🔍 검사 대상자
- 입원 시 기본 검사
- 수술 또는 시술 전 검사
- 피로, 황달, 복부 불편감 등의 증상이 있는 경우
- 다량의 약물 복용 전후, 만성질환 감시 목적 등으로 널리 시행됨

🔍 LFT를 통해 확인 가능한 질환
- 급·만성 간염, 간경변(Liver Cirrhosis), 간 종양 또는 간암(HCC), 담도관 폐쇄(담즙 정체), 심부전으로 인한 간 울혈, 간부전(Liver failure) 등

🔍 LFT 주요 검사 항목 및 정상 수치

검사 항목	정상수치	참고사항
ALT(GPT)	5-40 IU/L	간에서 주로 발견되는 효소로, 간염의 민감한 지표
AST(GOT)	5-40 IU/L	간, 심장, 근육 등에서도 존재. 간 손상 시 상승
ALP	40-120 IU/L	담도계 손상이나 담즙 정체 시 증가
Total Bilirubin	0.2-1.0 mg/dL	간 대사 또는 담즙 배출 장애 시 증가. 황달과 관련
Albumin	3.5-5.2 g/dL	간에서 합성되는 단백질. 저수치 시 부종, 복수 발생
LDH	120-250 IU/L	간을 포함한 여러 조직 손상 시 상승
PT(INR)	0.8-1.3	간이 응고인자 생성에 관여, 간 기능 저하 시 연장됨

간호중재

1 검사 전 환자 준비 안내
- 일반적으로 금식은 필요하지 않지만, 일부 병원은 검사 전 4~8시간 금식을 권장할 수 있으므로 검사 지침 확인 후 안내
- 검사 목적과 방법(정맥혈 채취)에 대해 환자에게 충분히 설명하여 협조를 유도

2 검사 후 사정 및 주의사항 안내
- 채혈 부위의 출혈, 멍, 통증 유무 확인
- 출혈 경향이 있는 환자는 지혈 상태를 특히 주의 깊게 관찰

3 검사 결과 모니터링 및 보고
- 검사 결과에서 정상범위 초과 항목이 있는 경우, 의사에게 신속하게 보고
- 간기능 수치가 상승한 환자의 경우, 약물 복용력, 음주력, 증상 여부 등 추가 정보 수집

4 생활습관 및 식이 교육
- 간 수치 이상이 확인된 경우, 음주 제한, 적절한 체중 유지, 약물 오남용 예방에 대한 교육
- 필요 시 고단백·저지방 식이, 간 보호식에 대한 영양상담 연계

5 정기적 추적검사 안내
- 만성 간질환 환자나 약물치료 중인 환자의 경우, LFT 결과를 주기적으로 추적하여 간 기능 변화를 확인하도록 안내

📢 선배의 한마디

❶ 인수인계할 때

"이 환자, 오늘 새벽에 나간 LFT에서 AST, ALT가 지난번보다 상승했습니다. 환자상태변화 잘 봐주세요."
→ 간기능 검사 수치 상승으로 간 손상 진행 가능성을 인계하며 추가 모니터링 필요성을 강조합니다.

❷ 의사에게 보고할 때

"오늘 LFT 검사 결과 정상으로 확인됐습니다. 그 동안 들어간 간보호제 중단해도 될까요?"
→ 결과 호전 시 약물 중단 여부나 치료 계획 변경 필요성을 확인합니다.

❸ 간호사들 간 의사소통

"LFT 계속 안 좋아서 간독성 약물 투약 전에 검사 결과 확인하고, 주치의에게 투약여부 다시 확인해 주세요."
→ 간수치가 불안정한 환자는 간독성 약물(예: 일부 항생제, 항결핵제) 투여 전 검사결과와 주치의에게 재확인이 필요합니다.

LOC : Level of Consciousness

인사이트

LOC[1]는 <u>의식수준</u>(Level of Consciousness)을 의미하며, 환자가 현재 얼마만큼 깨어 있고, 자극에 대해 얼마나 적절하게 반응하는지를 평가하는 지표입니다. 신경계 질환이나 외상 환자에서 의식 상태의 변화를 통해 뇌 기능 상태 및 악화 여부를 조기에 파악할 수 있기 때문에 매우 중요하게 사용됩니다.

임상적 사고

⬥ LOC 평가의 필요성
- 신경계 환자, 외상 환자(TA, SAH, SDH 등), 중환자에서 의식 상태의 변화가 생명을 위협하는 신호일 수 있음
- LOC는 의식의 질적 변화(지남력, 반응 속도, 명료성 등)를 포함하여 총 6단계로 분류

⬥ LOC 6단계 분류

단계	설명
1. 명료(Alert)	정상적인 상태. 지남력이 완전하고 자발적으로 반응하며, 명령을 잘 수행함
2. 기면(Drowsy)	졸린 듯한 상태. 지남력은 있으나 반응이 느리고 질문에 늦게 대답함
3. 혼동(Confuse)	지남력(시간, 장소, 사람)이 저하되고 질문에 대해 부적절하거나 비논리적 대답
4. 혼미(Stupor)	통증 자극에만 반응하며, 피하려는 움직임 있음
5. 반혼수(Semi-coma)	자발적 움직임 없음. 통증 자극에 약간 반응함
6. 혼수(Coma)	완전 무의식. 어떤 자극에도 전혀 반응하지 않음

---

1 LOC가 Level of Consciousness로 사용되는 경우에는 환자의 현재 의식 수준을, Loss of Consciousness로 사용될 때는 의식 소실 상태를 의미한다. 상황과 문맥에 따라 LOC가 어떤 의미로 사용되었는지 해석할 필요가 있다.

간호중재

1 의식 수준 정기적 사정

- 신경계 환자 또는 외상 환자의 경우, 1~2시간 간격으로 LOC를 주기적으로 평가
- GCS(Glasgow Coma Scale)와 병행하여 의식의 질적/수치적 평가 병행

2 의식 변화 조기 발견 및 보고

- 기존 상태에서 변화(예: alert → confuse)가 관찰될 경우, 즉시 의료진에게 보고하고 응급조치 준비

3 자극 반응 유형 기록

- 자발적 반응, 언어 반응, 통증 자극 반응 등을 구분하여 정확히 문서화
- "Stupor 상태에서 통증에 팔을 움찔함" 등 구체적으로 기술

4 환경 조절 및 보호

- 의식 저하 환자는 낙상 및 자해 위험이 있으므로 안전한 환경 조성
- 침대 난간 올림, 자극 최소화, 억제대 사용 시 적절한 기준과 지침 따름

5 가족 및 보호자 교육

- LOC 변화를 가족에게 설명하고, 의식 저하 시 나타날 수 있는 증상에 대해 교육
- 변화 징후 발견 시 즉시 간호사 호출 안내

📢 선배의 한마디

❶ 인수인계할 때

"이 환자 LOC drowsy 상태라 자극 시 반응하는지 자주 확인하고 side rail 올리고 fall down 주의해 주세요."

→ 의식수준이 drowsy(기면 상태)라 반응 여부를 주기적으로 관찰해야 하며, 안전간호(낙상 예방) 필요함을 인계합니다.

"LOC 현재 alert 하지만 GCS랑 Pupil 반응은 계속 확인해 주세요."

→ 의식이 맑아졌더라도 추가 변화 모니터링 필요성을 인계합니다.

❷ 의사에게 보고할 때

"선생님, LOC가 sudden change로 stupor로 떨어졌습니다. 바로 확인 부탁드립니다."

→ 갑작스러운 의식저하는 뇌출혈, 뇌부종, 쇼크 등 응급 상황 가능성이 있으므로 즉시 보고합니다.

"LOC 확인했는데 verbal response 늦어지고 GCS도 낮아졌습니다."

→ 반응 지연과 GCS 변화가 동반되면 의식저하 진행으로 간주해 보고합니다.

MI : Myocardial Infarction

인사이트

MI는 심근경색증을 의미하며, 심장에 혈액을 공급하는 관상동맥이 막히거나 좁아져 심장 근육(심근)이 괴사되는 질환입니다. 심장은 3개의 관상동맥을 통해 산소와 영양을 공급받는데, 이 혈류가 차단되면 심장은 전신에 혈액을 보내는 기능에 심각한 손상을 입습니다.

임상적 사고

원인
- 고지혈증, 고혈압, 당뇨병, 흡연 등으로 인해 관상동맥의 내피세포가 손상되면서 죽상경화증(atherosclerosis)이 발생
- 죽상경화반의 파열로 혈전이 형성되어 혈관이 폐색되면 심근경색 발생
- 협심증은 혈류 저하로 인한 통증은 있으나 심근 괴사는 없음, MI는 괴사 동반

증상
- 30분 이상 지속되는 흉통 또는 명치 통증
- "쥐어짜는 듯한" 통증, 왼쪽 어깨나 팔 안쪽으로 퍼지는 방사통
- 소화불량, 숨참, 오심, 식은땀, 불안 등 비특이적 증상도 있음
- 니트로글리세린(NTG) 혀밑 투여에도 호전되지 않음

분류와 치료

분류	설명	치료 방법
STEMI[1]	ST 분절 상승 있음. 관상동맥이 100% 폐색된 응급상황	즉시 CAG & PCI(스텐트 삽입) 필요시 CABG
NSTEMI[2]	ST 분절 상승 없음. 관상동맥 부분 폐색	조기 PCI 또는 약물치료

관련 의학용어
- CAG : Coronary Arteriography(관상동맥조영)
- PCI : Percutaneous Coronary Intervention(관상동맥중재술)
- NTG : Nitroglycerin(혈관확장제)

---

1 STEMI : ST-segment elevation myocardial infarction
2 NSTEMI : non-ST-segment elevation myocardial infarction

간호중재

1 수행 전

- 환자의 흉통 정도, 통증 양상, 발병 시각, 통증 지속 시간 파악
- 활력징후(V/S), 심전도 모니터링, 심근효소 검사 준비
- 산소 공급 준비 및 흉통 완화 계획 수립

2 수행

- EKG 모니터링 지속하며 ST 변화 확인
- 주치의 처방에 따라 CAG & PCI 등 시술 준비
- 니트로글리세린, 혈전용해제, 진통제 등 의사 처방에 따라 투약
- 침상 안정 유지 및 산소 공급
- 불안 완화와 심리적 지지 제공

3 수행 후

- 통증 완화 여부와 심근효소 수치 변화 모니터링
- PCI, 스텐트 시술 이후 출혈 및 합병증 사정
- 퇴원 시 약물 복용(항혈소판제 등), 식이 및 생활습관(저염·저지방식, 금연, 운동) 교육
- 재발 예방 및 심장 재활 프로그램 연계

MI : Myocardial Infarction

📣 선배의 한마디

❶ 인수인계할 때
"이 환자 MI로 PCI하고 올라왔어요. V/S와 Chest pain 재발 여부 꼭 확인해 주세요."
→ 심근경색으로 관상동맥중재술(PCI)을 시행한 상태를 인계하고 흉통 재발, 활력징후 모니터링 필요성을 인계합니다.

❷ 의사에게 보고할 때
"MI 환자 EKG에서 ST elevation 되었습니다. 추가 조치 필요할까요?"
→ ST분절 상승은 관상동맥의 재폐색이 의심되는 상황으로 응급조치 여부를 보고합니다.

❸ 간호사들 간 의사소통
"MI 환자니까 흉통 있으면 NTG 준비하고 바로 보고해 주세요."
→ 흉통 발생 시 질산염(Nitroglycerin) 투여 준비와 즉시 주치의에게 보고 필요성을 공유합니다.

NPO : Nil Per Os

인사이트

NPO[1]는 '입으로 아무것도 복용하지 않는다'는 뜻의 금식을 의미하는 의학용어로, 검사 전·수술 전 또는 특정 질환 시 시행되는 경구 금지 지시입니다.

임상적 사고

◎ NPO 시행 목적

- 정확한 검사 수행 및 부작용 예방
- 마취 중 흡인 예방, 장운동 회복 전 소화기 보호, 조영제 반응 예방, 위장출혈·장폐색 등 질환 관리

◎ NPO 주요 적용 상황

구분	적용 예시
수술 전	전신마취 시 흡인성 폐렴 예방 목적 * 자정부터 금식 : MN NPO(midnight NPO)
수술 후	장운동 회복 전까지 금식 유지(Gas out 확인 후 식이 시작)
검사 및 시술 전	위·대장내시경, ERCP, 기관지 조영술 등
영상검사 전	조영제를 사용하는 CT/MRI 전
질환 관련 금식	위장출혈, 장폐색, 급성췌장염, 흡인 위험 등

◎ NPO 중 주의사항 및 예외 상황

- 혈압약 등 필수 약물 복용 여부는 반드시 의사 지시에 따라 판단
- **당뇨환자의 경우 저혈당 주의** : 포도당 함유 수액(5% Dextrose in Water, D5W 등) 처방될 수 있음
- 장기간 NPO 시 총비경구영양(TPN) 시행 가능

---

1 Nil Per Os : 라틴어로, 영어로는 "Nothing Per Oral"이라는 뜻이다.

간호중재

1 금식 대상자 교육
- 환자에게 물 포함 모든 경구 섭취 금지에 대해 명확히 설명
- 복용 중인 약물 중 금식 중에도 복용 가능한지 여부를 주치의 확인 후 안내

2 식이 관리 및 배식 차단
- 식사 취소 확인 필수 : 자동 배식 방지를 위해 식이처방 변경 여부 확인
- 필요 시 병동 조리실 또는 영양팀에 별도 연락

3 검사/시술 일정과 연계된 NPO 유지 모니터링
- 예정된 시술/검사 시간까지 금식 상태가 유지되고 있는지 반복 확인

4 수액 및 혈당 관리
- 당뇨 환자나 장기 금식 환자에게는 포도당 수액(Ex. 5DW 1L) 투여 여부 확인
- 저혈당 징후(식은땀, 어지러움 등) 관찰 및 활력징후 정기적 확인

5 TPN 시행 여부 확인
- 장기간 NPO가 예상되는 경우 또는 영양공급이 불가능할 경우, TPN 처방 가능성 고려
- TPN 투여 중 감염 예방을 위한 중심정맥관 관리 및 전해질 수치 모니터링 필수

📢 선배의 한마디

❶ 인수인계할 때
"이 환자 내일 오전 EGD 예정이라 오늘 MN부터 NPO예요."
→ 내시경(Esophagogastroduodenoscopy) 전날 자정(MN)부터 금식 유지 상황을 인계합니다.

❷ 의사에게 보고할 때
"선생님, NPO 환자인데 보호자가 방금 물 한 컵 드시게 했다고 합니다. EGD 진행 가능여부 확인 부탁드립니다."
→ 금식이 유지되지 않음으로 인한 검사 및 시술 연기 필요 여부를 보고합니다.

❸ 간호사들 간 의사소통
"이 환자 NPO 상태입니다. 보호자한테도 물 주지 말라고 꼭 설명해 주세요."
→ 금식이 유지되도록 환자 및 보호자 교육 강조합니다.

NR : Neurology

인사이트

NR은 신경과(Neurology)를 의미하며, 중추신경계(뇌, 척수), 말초신경계, 신경근접합부 및 근신경계 전반에 걸친 질환을 진단하고 치료하는 전문 진료과입니다. 신경과는 수술보다는 약물치료 및 정밀진단 중심의 내과적 접근을 기반으로 하며, 다양한 신경계 증상을 포괄적으로 다룹니다.

임상적 사고

🔍 주요 진료 질환

분류	진료 내용
뇌혈관질환	뇌졸중(뇌경색, 뇌출혈), 일과성 허혈발작 등
신경계 질환	두통, 어지럼증, 경련발작, 실신, 의식저하, 다발성경화증, 뇌염 등
퇴행성 질환	치매, 파킨슨병 등
말초신경 질환	손발 저림, 감각이상, 근육약화, 당뇨성 말초신경병증 등
기타	수면장애, 기억력 저하, 발음장애 등

🔍 진료가 필요한 주요 증상
- 지속적이거나 악화되는 두통, 어지럼증, 사지 저림
- 보행 장애, 발음 이상, 실신 또는 기억력 저하
- 반복적인 경련 발작 또는 의식 혼미

간호중재

1 의식 및 신경계 상태 모니터링

- LOC(Level of Consciousness) 변화, GCS 평가, 동공 반응 및 크기 관찰
- 사지 근력, 감각, 언어, 협응 등 신경학적 사정 정기적으로 시행

2 경련 발작 대비

- 발작 병력이 있는 환자는 항경련제 투약 여부 및 혈중 농도 확인
- 발작 시 환자 안전 확보(기도 확보 및 머리 보호) 및 발작 시간 기록

3 낙상 예방 및 보행 보조

- 감각 이상, 보행 장애 환자에게 보행 보조도구 사용 유도, 병실 정리 정돈
- 낙상 예방 교육 및 낙상 고위험자 식별표 부착

4 약물 투여 및 부작용 모니터링

- 항파킨슨제, 항경련제, 치매약 등 투약 시 부작용(어지럼, 저혈압, 졸림 등) 주의 깊게 관찰

5 인지기능 저하 환자 간호

- 혼동이나 치매 환자의 경우 환경 자극 최소화, 지남력(Orientation) 향상 간호 제공
- 가족과 협력하여 안전한 병동 생활 유지

6 정서적 지지 및 보호자 교육

- 신경계 질환은 만성적인 경우가 많아, 환자 및 가족에게 질병 이해, 치료 계획, 재활 방향 등을 지속적으로 설명하고 지지

NS : Neurosurgery

인사이트

NS는 <u>신경외과</u>(Neurosurgery)의 약어로, 뇌와 척수 및 말초신경계에 발생하는 질환을 수술적 또는 비수술적 방법으로 진료하는 전문 진료과를 의미합니다. 신경외과는 해부학적으로 구조적 문제에 초점을 두며, 수술적 치료뿐 아니라 약물이나 시술을 통한 통증 완화 및 기능 보존도 중요한 진료 목표입니다.

임상적 사고

주요 진료 질환
- 뇌종양, 뇌출혈, 뇌경색
- 외상성 두부손상(Traumatic Brain Injury)
- 추간판 탈출증(디스크), 척추관 협착증
- 파킨슨병 등 기능적 신경계 질환 중 수술적 치료 필요한 경우
- 수두증(Hydrocephalus), 삼차신경통 등

주요 시술 및 수술
- 두개강 개두술(Craniotomy), 뇌종양 절제술
- 요추 디스크 제거술, 척추 고정술
- 혈종 제거술(EDH, SDH, ICH 등)
- 기능적 뇌수술(예 : 뇌심부자극술 DBS)

신경외과 환자의 특징
- 대부분 뇌 및 척수 질환자이며, 의식상태, 신경학적 기능, 활력징후의 급격한 변화에 민감
- 작은 변화도 응급 상황의 전조일 수 있어, 세심한 관찰과 빠른 판단이 필수

간호중재

1 의식수준 및 신경학적 변화 모니터링

- LOC(Level of Consciousness), GCS 평가, 동공 크기·반응 확인
- 사지 근력, 감각, 언어, 지남력 등 정기적 신경계 사정

2 V/S(활력징후) 철저히 확인

- 특히 혈압, 심박수, 호흡수, 체온 변화는 ICP 상승 또는 출혈의 신호일 수 있음
- 이상 소견 시 즉시 주치의에게 보고(Notify)

3 수술 전·후 간호

- 수술 전 NPO, 동의서 확인, 수술 부위 피부 준비
- 수술 후 상처 부위 출혈 여부, 배액량, ICP 징후 관찰 및 체위 유지

4 낙상 예방 및 환자 안전 확보

- 의식 저하 환자, 보행 장애 환자에게 침대 난간 고정, 환자 식별표 및 낙상 위험 스티커 부착

5 약물 및 통증 관리

- 진통제, 항경련제, 이뇨제(예 : Mannitol), 스테로이드 등 약물 투약과 효과 및 부작용 확인
- 통증 호소 시 통증 사정 도구 사용 후 적절히 중재

6 보호자 교육 및 정서적 지지

- 질환의 특성상 장기 회복과 재활이 필요한 경우가 많아, 가족 교육과 지속적 지지가 필요함

NSTEMI : Non-ST Elevation Myocardial Infarction

인사이트

NSTEMI는 심전도(EKG, ECG) 상 ST 분절 상승(ST elevation)이 없는 심근경색을 의미합니다. 관상동맥이 부분적으로 막혀 심장 근육 일부가 괴사된 상태로, STEMI와 달리 완전 폐색은 아니지만 심근 손상은 발생한 경우입니다. 혈액검사상 심근효소(트로포닌 등) 수치 상승이 확인되며, 심한 흉통 등의 증상이 동반됩니다.

임상적 사고

- **NSTEMI 주요 원인**
  - 죽상경화증(atherosclerosis)
  - 혈전 형성
  - 고혈압, 고지혈증, 당뇨병
  - 흡연, 스트레스, 비만 등

- **증상**
  - 가슴을 짓누르는 듯한 흉통
  - 명치 통증, 소화불량처럼 느껴지는 불쾌감
  - 흉통은 30분 이상 지속되며 휴식이나 NTG에도 호전되지 않음
  - 땀, 숨참, 메스꺼움, 어지러움 등 동반 가능

간호중재

1 심전도(EKG) 즉시 시행 및 변화 관찰

- ST 분절 상승은 없지만, T파 역전, ST 분절 하강 등이 관찰될 수 있음
- 이전 심전도와 비교하여 변화 여부 확인

2 심근효소(트로포닌, CK-MB) 정기적 채혈 및 결과 모니터링

- 트로포닌 I, T 정기 측정(가장 민감하고 특이적)
- CK-MB 검사 시행

3 V/S 및 흉통 사정 반복 수행

- 흉통 양상, 위치, 빈도, 지속 시간 등 객관적 기록
- 심한 통증 지속 시 주치의에 즉시 보고

4 약물 투약 관리

- 항혈소판제(Aspirin, Clopidogrel)
- 항응고제(Heparin, Enoxaparin)
- 질산제(NTG), 베타차단제 등
- 약물 반응 및 부작용(출혈, 저혈압 등) 모니터링

5 CAG(관상동맥조영) 전 준비 및 시술 후 사정

- 시술 전 NPO, 피부 준비, 설명
- 시술 후 천자부위 지혈 및 출혈 유무 확인
- 환자 위험도에 따라 약물 치료 또는 CAG 결정

6 환자 및 보호자 교육

- 심근경색 재발 방지 위한 금연, 식이요법, 약물 순응 중요성 교육
- 약물 복용법 및 병원 방문 기준 안내(재발 증상 등 안내)

OA : OsteoArthritis

인사이트

OA는 OsteoArthritis(골관절염)의 약어로, 뼈를 의미하는 Osteo-와 관절염을 의미하는 Arthritis가 결합된 용어입니다. 관절의 연골이 마모되어 뼈가 노출되고 염증이 발생하는 퇴행성 관절질환으로, 주로 노화, 과사용, 외상 등의 원인으로 발생합니다. 임상에서는 '오스테오아쓰라이티스' 또는 '골관절염'이라 불립니다.

임상적 사고

원인
- 노화에 따른 퇴행성 변화
- 관절의 과사용
- 외상 또는 염증 후유증
- 비만, 유전, 잘못된 자세, 관절의 반복적 부하

주요 증상
- 무릎, 손가락 관절 통증
- 관절 사용 후 통증 증가(특히 오후에 심함)
- 관절 뻣뻣함, 부기, 운동 범위 감소
- 손가락 관절 굵어짐(결절)

류마티스 관절염(RA)과의 차이
- OA : 오후 통증 심화, 비대칭적, 퇴행성 질환
- RA : 아침 강직 심함, 대칭적, 자가면역질환

치료
- 약물치료(진통제, 항염제)
- 물리치료 및 운동치료
- 체중 조절
- 관절 내 주사(히알루론산 등)
- 수술적 치료(관절경, 인공관절 치환술 등)

간호중재

1 통증 사정 및 경감

- VAS(시각통증척도) 및 NRS[1] 활용한 통증 정도 파악
- 처방된 진통제 및 항염증제 투약
- 온열요법(찜질), 얼음찜질 등 통증 완화 요법 적용

2 관절 보호 및 무리한 사용 제한

- 관절에 부담 가지 않도록 활동 조절
- 보조기구(무릎 보호대, 지팡이 등) 사용 지도

3 운동 및 물리치료 교육

- 무리하지 않는 저강도의 규칙적인 관절가동 운동, 스트레칭 권장
- 관절 유연성 및 근육 강화 운동 교육

4 생활 습관 교육

- 체중 감량을 통해 관절 부하 감소
- 계단 오르기, 쪼그려 앉기, 무릎 꿇기 등의 동작 자제

5 자가간호 능력 향상 지원

- 자가운동법, 관절관리법 교육
- 관절통 유발 요인 인지 및 대처법 교육

---

[1] NRS : Numeric Rating Scale, 통증사정척도

OPD : Outpatient Department

인사이트

OPD는 Outpatient Department의 약어로, 외래진료부를 의미합니다. 환자가 병원에 방문하여 진료만 받고 입원하지 않고 귀가하는 경우에 이용하는 병원의 진료부서입니다. 입원이 필요하지 않은 가벼운 질환이나, 주기적인 약물 조절, 경과 관찰이 필요한 만성질환 환자들이 주로 이용합니다.

임상적 사고

◉ OPD란?
- 외래(OPD)는 입원을 동반하지 않는 병원 진료 형태를 의미함
- 진료 후 바로 귀가하거나, 검사만 받고 집에서 대기 후 결과 확인하는 등의 방식으로 진행
- 모든 진료과에서 운영되며, 특정한 진료과에 따라 '내과 OPD', '정형외과 OPD' 등으로 불림

◉ OPD 진료 예시
- 감기, 두통, 요통, 복통 등의 증상으로 병원 방문
- 고혈압, 당뇨, 고지혈증 등 만성질환 관리 및 약물 조절
- 위내시경, 대장내시경 등 검사를 위한 외래 내원
- 골절 후 통원 치료, 수술 후 경과 관찰

◉ OPD에서 입원으로 전환되는 경우
- 증상이 심각하거나, 응급수술 또는 정밀검사가 필요한 경우
  * 어지럼증, 흉통, 복부 통증 등으로 OPD 방문하여 검사 후 입원 결정

◉ 사용 예시
"환자 OOO님, OPD 통해 입원 결정되었습니다."
"OOO님, 정형외과 OPD 진료 후 물리치료 처방 받으셨습니다."
"간호사님, OPD에서 한 검사결과 확인해 주세요."

간호중재

1. 초진 환자 안내 및 동행

- 접수, 진료과 위치, 검사실 이동 등 초기 진료 과정 안내

2. 검사 전 준비

- 내시경, 채혈, 소변검사, 영상 검사 등을 위한 금식 여부 확인 및 교육
- 진정내시경 등 시술 대상자에게 사전 교육 제공

3. 진료 후 처방 확인

- 약물처방, 검사결과 추후 확인 일정 등 안내
- 물리치료, 주사, 추가 검사 등 필요한 처방 사항 환자에게 설명

4. 입원 필요 시 준비

- 입원 결정된 경우, 병실 배정 확인 및 보호자 동행 여부 파악
- 입원 관련 설명 및 이동 동행

5. 환자 안전 및 응급상황 대비

- 대기 중 상태 변화 시 빠르게 대응(예: 실신, 저혈당 등)
- 응급 상황 발생 시 의사 및 응급처치 팀에게 즉시 알림

ORIF : Open Reduction and Internal Fixation

인사이트

ORIF는 개방정복내부고정술로, 골절된 뼈를 수술로 정복(제자리로 맞춘 후), 금속판이나 나사 등의 고정물을 사용해 내부에서 고정하는 수술 방법입니다. 비수술적 방법으로 뼈를 맞추기 어렵거나, 복잡한 골절일 때 주로 시행됩니다.

임상적 사고

- Open Reduction : 피부와 연부조직을 절개해 골절된 뼈를 직접 복원
- Internal Fixation : 복원된 뼈를 금속판, 나사, 핀 등으로 내부 고정
- 적응증
  - 뼈가 심하게 어긋난 골절
  - 개방성 골절(뼈가 피부를 뚫은 경우)
  - 관절 포함 골절 및 다발성 골절
- **치료 목표** : 정복된 뼈를 안정적으로 유지하여 기능 회복 및 빠른 재활 유도

간호중재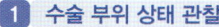

1 수술 부위 상태 관찰

- 출혈, 부종, 감염 징후(발적, 발열 등) 모니터링
- 수술 부위 드레싱 상태 주기적 확인

2 신경혈관 상태 사정

- 피부 색, 온도, 모세혈관 재충만, 감각 및 운동 사정
- 통증이 진통제에도 조절되지 않거나, 감각·운동 저하, 창백, 맥박 감소 등이 동반되면 즉시 보고

3 통증 관리

- 통증 사정 후 처방된 진통제 투여
- 필요 시 냉찜질 등 비약물적 통증 완화법 교육

4 체위 및 활동 교육

- 부위 고정 유지, 무리한 움직임 금지
- 조기 재활 중요성 설명 및 물리치료 협조

5 고정물 관련 교육

- 금속판 및 나사 등은 일정 기간 유지됨을 설명
- 추후 제거 여부는 의료진 판단에 따름

OS : Orthopedic Surgery

인사이트

OS는 Orthopedic Surgery의 약어로, 우리말로는 '정형외과'를 의미합니다. 뼈, 관절, 인대, 연골, 근육 등 근골격계 질환을 수술적 또는 비수술적으로 진료하는 전문 진료과입니다. 골절, 관절염, 기형 교정, 척추질환, 스포츠 손상 등을 주요 진료 대상으로 합니다.

임상적 사고

- **진료 대상** : 뼈, 관절, 인대, 연골, 근육 등 근골격계
- **주요 질환** : 골절, 척추협착증, 추간판탈출증, 관절염, 기형, 외상성 손상
- **치료 방법** : 수술적 치료(예: ORIF, 인공관절치환술) 및 비수술적 치료(약물, 물리치료, 보조기구 등)
- **보조기구 사용** : 깁스(Cast), 스플린트(Splint), 목발(Crutches) 등
- **목표** : 손상된 뼈 및 관절의 기능 회복과 통증 완화, 변형 예방

간호중재

1 신경혈관계 모니터링

- 사지의 감각, 운동, 피부 색, 온도, 모세혈관 재충만 등을 주기적으로 사정
- 이상 징후(예 : 감각 저하, 색 변화, 찬 느낌) 즉시 보고

2 수술 부위 및 고정 상태 확인

- 수술 부위 감염 여부(발적, 부종, 발열 등) 확인
- Cast, Splint의 압박 정도 확인, Dressing 상태 확인 및 교육

3 통증 사정 및 관리

- 통증 정도 파악 후 처방된 진통제 투여
- 냉찜질, 체위 변경 등 비약물적 통증 관리법 적용

4 운동 및 재활 교육

- 조기 운동 중요성 설명 및 물리치료 협조
- 침상 내 운동부터 점차 보행기, 목발 사용법 교육

5 낙상 예방

- 이동 시 보조기구 사용 지도
- 침상 난간 올리기, 미끄럼 방지 슬리퍼 착용 안내

PC : Post Cibum

인사이트

PC는 Post Cibum의 약어로, '식후(after meals)'를 의미합니다. 약물 복용 시 위장장애를 줄이거나 흡수율을 높이기 위해 식사 직후 약물을 복용하도록 지시할 때 사용됩니다. 의약품 처방전이나 병원 지시서에 "PC"로 표기되어 있으면 식후 투약을 뜻합니다.

임상적 사고

- "Post"는 ~뒤에, "Cibum"은 음식 : 음식 섭취 후 복용
- 위장 자극을 줄이고, 소화 효소 분비에 따른 약물 흡수 조절 목적
  * 예 : Brufen 1T BID PC → 하루 2번, 아침/저녁 식후 1정 복용

- 약물이 위에 자극을 줄 수 있거나, 식사와 함께 흡수되어야 할 경우 사용됨
- 식사 직후부터 30분 이내 복용을 원칙으로 함

간호중재

1 정확한 시간에 투약 확인(식후 기준)

- 식후 30분 이내 복용 유도
- 환자에게 식사 후 복용임을 설명

2 처방 오류 확인

- 식후 복용으로 되어야 할 약이 식전으로 처방되었는지 등 투약 지시 오류 여부 검토
- 의심 시 의사에 처방 재확인

3 6 Rights(투약 6원칙) 철저하게 준수

- 6 Rights(정확한 대상자, 정확한 약물, 정확한 용량, 정확한 시간, 정확한 경로, 정확한 기록)를 확인
- 특히 '정확한 시간'(식전/식후 여부 포함) 확인 중요

4 약물 부작용 모니터링

- 위장장애, 약효 부족 여부 지속 관찰
- 필요 시 복용 시간 조정 여부 의료진과 상의

PC : Post Cibum

📢 선배의 한마디

❶ 인수인계할 때

"환자분 항생제 PC 처방 있으니까 점심 식사 끝나면 30분 이내에 꼭 투약 해주세요."

→ 식후(Post Cibum)투약이므로, 식사 후 30분 이내에 약물을 정확히 투여할 것을 인계합니다.

❷ 의사에게 보고할 때

"선생님, PC 복용 약인데 환자가 식사를 못 하셨습니다. 약 복용 어떻게 할까요?"

→ 식후 복용 약물인데 식사하지 못한 경우 약 투약 여부를 확인합니다.

PCA : Patient Controlled Analgesia

인사이트

PCA는 Patient Controlled Analgesia의 약어로, 우리말로는 <mark>자가조절진통</mark>을 의미합니다. 수술 후 통증이 예상되는 환자에게 사용되며, 환자가 직접 버튼을 눌러 통증이 있을 때 일정 용량의 진통제를 투여받을 수 있도록 고안된 정맥주사용 자동 진통기기입니다. 마약성 진통제를 사용하며, 통증 완화와 환자 안위 증진을 목표로 합니다.

임상적 사고

- **자가 조절** : 환자가 통증 시 버튼을 눌러 스스로 진통제 투여 가능
- **정맥 경로로 투여되어 혈중 진통제 농도 유지에 효과적**
- **주요 약물**
  - 펜타닐(Fentanyl) : 합성 마약성 진통제
  - 모르핀(Morphine) : 천연 마약성 진통제
  - 항구토제(Antiemetic) : 구역·구토 예방용으로 필요 시 병행 투여 가능

- **부작용** : 오심, 구토, 호흡억제 등
- **수술 후 통증관리에 매우 효과적이며, 환자 만족도가 높음**

간호중재

1. PCA 연결 상태 확인

- 주사 경로에 정확히 연결되었는지, 줄이 꼬이거나 압박되지 않았는지 확인

2. 통증 사정 및 효과 평가

- 환자의 통증 정도(NRS 등) 사정
- PCA 투여 후 통증 완화 여부 주기적으로 확인

3. 부작용 모니터링

- 오심, 구토, 과도한 진정, 호흡억제(호흡수 및 SpO_2 확인) 여부 확인
- 심할 경우 즉시 의사에게 보고 및 약물 변경 여부 확인

4. 사용법 교육

- 버튼은 통증 있을 때만 누르도록 교육
- 자주 눌러도 정해진 용량만 투여되도록 Lock-out 기능 설명

5. 환자 상태 지속 사정

- V/S, 호흡수, 의식수준 등 정기적 확인
- PCA 효과와 부작용 여부 함께 관찰

PCD : Percutaneous Catheter Drainage

인사이트

PCD는 Percutaneous Catheter Drainage의 약어로, 우리말로는 경피적 배액술이라 하며, 피부를 통해 체내에 카테터(배액관)를 삽입하여 비정상적인 체액을 체외로 배출시키는 시술입니다. 흉수, 복수, 농양, 담즙 등 다양한 체액을 배출하기 위해 시행되며, 흉부·복부 등의 해부학적 위치에 따라 chest PCD, abdomen PCD 등으로 불립니다. '피그테일(pigtail)'이라는 꼬인 형태의 카테터가 사용되기도 합니다.

임상적 사고

- **시술 목적** : 체내의 비정상적 액체 제거로 압박 완화, 감염 예방
- **적응증**
  - Chest PCD : 흉수(Pleural effusion), 혈흉(Hemothorax)
  - Abdomen PCD : 복수(Ascites), 농양(Abscess)
- **기타 명칭** : PCD는 'pigtail catheter drainage'라고도 불림
- **시술 방식** : 피부를 통해 초음파 또는 CT와 같은 영상 유도하에 카테터를 삽입

간호중재

PCD : Percutaneous Catheter Drainage

1 PCD 삽입 부위 사정

- 출혈, 삼출(oozing) 여부 확인
- 발적, 부종, 통증 등 감염 징후 사정

2 배액 상태 확인

- 배액량, 성상(혈성, 농성, 담즙성, 장액성 등), 색깔, 점도, 악취 등 특성 관찰
- I/O 측정 기록(정해진 양 초과 시 의료진 보고)

3 배액관 관리

- 관이 꼬이거나 빠지지 않도록 고정상태 확인
- 드레싱 상태 확인 및 필요 시 교환
- 배액관 개방성 유지 여부 점검

4 통증 및 전신 상태 관찰

- 통증 사정 후 필요 시 진통제 투여
- 활력징후(V/S) 모니터링

5 환자 교육

- PCD의 목적 및 관리 방법 설명
- 배액관 당기거나 압박하지 않도록 주의
- 삽입 부위 통증, 발열, 배액 색깔 변화 시 즉시 보고하도록 교육

📣 선배의 한마디

❶ 인수인계할 때

"이 환자 PCD 유지 중이라 배액량이랑 색깔 꼭 기록해 주세요."

→ PCD 배액관에서 나오는 배액량, 색, 성상(혈성/농성)확인 및 기록의 필요성을 인계합니다.

❷ 의사에게 보고할 때

"선생님, PCD 배액량이 갑자기 늘고 혈성으로 바뀌었습니다."

→ 배액량 급증, 혈성 변화는 출혈 또는 관 삽입 위치 문제 가능성 있어 즉시 보고가 필요합니다.

PCI : Percutaneous Coronary Intervention

인사이트

PCI는 Percutaneous Coronary Intervention의 약어로, 우리말로는 경피적관상동맥중재술 또는 경피적관상동맥개입술이라 합니다. 이는 심장의 관상동맥이 좁아지거나 막혔을 때, 풍선 확장 및 스텐트(stent) 삽입 등을 통해 혈류를 회복시키는 시술합니다. 주로 심근경색, 협심증 등 허혈성 심장질환에서 사용됩니다.

임상적 사고

- **시술 목적** : 협착된 관상동맥을 넓혀 심장에 혈류를 회복
- **시술 방법**
    - 요골동맥(손목) 또는 대퇴동맥(다리)에 카테터 삽입
    - 관상동맥까지 카테터 유도
    - 조영제 투입 후 X-ray로 협착 부위 확인
    - 협착 부위에 풍선(balloon) 삽입 및 확장
    - 스텐트 삽입 후 풍선 제거

- **적응증**
    - 협심증(Angina Pectoris)
    - 심근경색(Myocardial Infarction, MI)
    - 죽상경화성 관상동맥질환(Atherosclerosis)

간호중재

1 수행 전

- 시술 전 금식 상태 확인(일반적으로 6시간 이상 금식 유지)
- 조영제 알레르기 유무 확인 및 전처치 준비(예 : 항히스타민 전처치 여부 확인)
- 활력징후(V/S), 혈액응고 수치(PT, aPTT, INR), 신기능(BUN, Creatinine) 사전 확인
- 시술부위(요골동맥 또는 대퇴동맥) 체모 제거 및 피부 상태 확인
- 항응고제 및 항혈소판제 등 기존 투약 목록 확인 후 의료진 지시에 따라 중단 또는 유지

2 수행

- 시술 중 환자 의식 및 활력징후 모니터링 보조
- 환자에게 시술 중 가슴 불편감, 통증, 어지럼증 등의 증상이 있을 경우 즉시 보고하도록 교육
- 환자의 불안 완화 및 안정적 체위 유지 지원

3 수행 후

- 시술 부위 출혈, 혈종, 부종, 감각 이상 확인
  - 요골동맥 시술 시 손목 고정 유지 및 손가락 감각·혈류 확인
  - 대퇴동맥 시술 시 하지 신전 상태 유지, 일반적으로 4~6시간 침상 안정을 유지
- 활력징후 및 심전도(EKG) 모니터링을 통한 재협착 또는 재관류 이상 조기 발견
- 항혈소판제(예 : 아스피린, 클로피도그렐) 복용의 중요성 설명 및 부작용(출혈 등) 교육
- 퇴원 전 생활지도
  - 무리한 활동 제한, 시술 부위 압박 주의, 가슴 통증 재발 시 즉시 내원 안내

PCN : Percutaneous Catheter Nephrostomy

인사이트

PCN은 Percutaneous Catheter Nephrostomy의 약어로, 경피적신루설치술을 의미합니다. 피부를 통해 신장에 작은 구멍을 내고, 관(카테터)을 삽입하여 소변을 체외로 배출하는 시술입니다. 소변이 정상적인 경로(요관-방광-요도)를 통해 배출되지 못하는 경우, 신장에서 직접 체외로 배출될 수 있도록 도와줍니다.

임상적 사고

- **시술 목적** : 요로 폐색 등으로 인해 소변이 배출되지 못할 때, 신장을 직접 배액하여 요독증, 감염, 신부전 등을 예방함

- **시술 방법**
  - 엎드린 자세(복와위)에서 국소마취(신장이식 환자는 앙와위)
  - CT 또는 초음파 유도하에 카테터 삽입
  - 가이드와이어를 따라 배액관을 삽입한 뒤 조영제를 주입하여 위치 확인
  - 배액관의 위치, 합병증 유무 확인 후 시술 종료

- **적응증**
  - 수신증(Hydronephrosis)
  - 요로결석, 요관 폐색
  - 방광암, 전립선암 등으로 인한 요로 폐쇄

간호중재

1. 삽입 부위 사정

- 출혈, 삼출물, 발적, 통증 여부 확인
- 소독 및 드레싱 관리

2. 배액 상태 확인

- 초기엔 붉은색 소변이 나올 수 있음
- 붉은 소변 지속 시 주치의 보고

3. 배액관 확인

- 꼬임, 연결부 이탈 여부 확인
- 소변이 잘 배출되는지 주기적으로 확인

4. I/O 측정 및 기록

- 섭취량과 배설량 정확히 기록
- 배액량이 급격히 감소하거나 증가할 경우 의료진에 보고

5. 소변백 관리

- 항상 신장보다 낮게 두어 역류 방지
- 소변 배출 시 개인용 용기 사용 및 알코올 소독으로 감염 예방

6. 환자 교육

- 카테터 및 소변 백 관리법 교육
- 요로감염 예방을 위한 손위생 등 위생관리 강조

PEG : Percutaneous Endoscopic Gastrostomy

인사이트

PEG는 피부경유내시경위창냄술(경피적 내시경하 위루술)로, 내시경을 통해 위 내부를 확인한 뒤 피부(복벽)를 절개하여 위에 직접 영양공급 튜브를 삽입하는 시술입니다. 경구섭취가 불가능하거나 장기간 영양공급이 필요한 환자에게 시행되며, 경장영양(Enteral Nutrition) 방법 중 하나입니다.

임상적 사고

시술 구성
- Percutaneous : 피부를 통해
- Endoscopic : 내시경을 이용해
- Gastrostomy : 위에 구멍을 만들어 관 삽입

시행 목적
- 장기간의 영양공급 필요 시
- 경구섭취 불가(삼킴장애, 식도협착, 의식저하 등)
- 반복적인 흡인성 폐렴 예방
- 비위관 삽입이 불가능하거나 부적절한 경우

기타 장점 : 비위관에 비해 심미적이고 장기적 사용에 적합

간호중재

1 PEG 튜브 위치 확인

- 삽입 깊이 및 외부 표시 확인
- 위 내용물 소량 흡인해 위 내 위치 확인 후 영양 공급
- 삽입 후 X-ray를 통한 삽입 깊이 및 위치 확인

2 위 내 잔여량 확인

- 공급 전 위 잔여량 확인
- 보통 200mL 이상 남아 있으면 공급 보류 및 의사 보고

3 흡인 예방

- 공급 중·후 상체 30~40도 상승 좌위 유지

4 관 개방성 유지

- 공급 전후 깨끗한 물로 플러싱(flushing)
- 튜브 막힘 예방

5 삽입 부위 피부관리

- 피부 상태(발적, 삼출물, 출혈 등) 정기 관찰

PICC : Peripherally Inserted Central Catheter

인사이트

PICC는 말초삽입형 중심정맥카테터로, 말초 정맥에 삽입한 카테터의 끝을 중심정맥인 상대정맥(superior vena cava)까지 위치시켜 약물을 투여하는 방식입니다. 일반 정맥주사로는 투여하기 어려운 고삼투압 약물, 항암제, 정맥영양제 등을 투여할 때 사용하며, 장기간 정맥로 확보가 필요한 환자에게 유용합니다.

임상적 사고

- **삽입 위치** : 말초정맥(주로 상완 정맥)에서 상대정맥(SVC)까지 유치
- **적응증**
    - 정맥영양(TPN), 고삼투성 약물 투여
    - 항암화학요법
    - 장기간 수액 치료 필요 시
    - 말초혈관 확보 어려운 환자
- **장점**
    - 장기 유지 가능(최대 수개월)
    - 말초정맥 자극 최소화
    - 삽입 시 전신마취 및 수술 필요 없음(비교적 간단한 시술)

간호중재

1. 삽입 부위 및 통증 확인

- 발적, 출혈, 삼출물, 삽입 후 부기 등 확인
- 필요 시 모래주머니 적용하여 출혈 방지

2. 드레싱 관리 및 감염 예방

- 멸균거즈 드레싱은 2일마다, 투명 드레싱(tegaderm)은 7일마다 교체
- 드레싱 시 감염 징후 확인 및 주치의 보고

3. 관 꺾임/탈출 예방

- 소독 및 체위 변경 시 주의
- 환자에게 PICC 관리 교육 제공

4. 개방성 유지(Flushing)

- 주입 중이 아닐 경우 생리식염수 또는 Heparin으로 주기적 flushing
- flushing은 10cc 주사기 사용(5cc 이하 사용 시 압력으로 인해 카테터 파열 위험)

5. 주의사항

- PICC 삽입된 팔에서는 혈압 측정, 조영제 주입 금지
- 격한 움직임이나 압박 주의

6. 채혈 시 주의

- 수액 주입 일시 중단
- 일정량의 혈액 먼저 제거(혼합 방지) 후 채혈
- 채혈 후 생리식염수로 flushing 후 수액 재개

POD : Post Operative Day

인사이트

POD는 수술 후 경과 일수(Post Operative Day)를 의미하는 의학용어로, 수술 후 몇 번째 날인지를 나타냅니다. 예를 들어, POD #1은 수술 다음날, POD #3은 수술 후 3일째를 의미합니다. 임상에서는 POD #0(수술 당일)부터 시작해 수술 후의 상태를 일자별로 체계적으로 관리하기 위해 사용됩니다.

임상적 사고

- **수술일** : POD #0(수술 당일)
- **수술 다음날** : POD #1(수술 후 1일째)
- **표기 예시** : "환자 OOO님, POD #3입니다."
- **활용 목적**
    - 수술 후 경과 및 회복 모니터링
    - 합병증 발생 시점 파악
    - 배액관 제거 시기, 드레싱 교체 시기 등 결정
    - 항생제 및 진통제 사용 기간 확인

간호중재

1 POD에 따른 간호계획 수립

- POD #1 : 활력징후(V/S) 집중 모니터링, 통증 사정, 식이 진행 여부 확인
- POD #3~5 : 배액관 제거 및 조기 보행 격려 등 회복 단계에 맞는 중재 시행

2 상처 및 배액관 관리

- 수술 부위 드레싱 상태 확인
- J-P 드레인, Hemovac 등의 배액량과 색, 점도 기록
- 필요 시 주치의에 보고하여 제거 여부 결정

3 약물 투약 주기 확인

- 항생제, 진통제, PCA 등의 투약 일정이 POD에 따라 달라질 수 있음
- 중단 시점 확인 및 기록

4 환자 회복 상태 사정 및 교육

- 복부 수술 등 POD #2~3 이후 조기 보행 독려
- 식사 가능 여부, 배변 활동 등 전신 회복상태 관찰
- POD 경과에 따라 퇴원 교육 및 일상복귀 계획 수립

PPI : Proton Pump Inhibitor

인사이트

PPI는 Proton Pump Inhibitor(양성자 펌프 억제제)의 약어로, 위산 분비를 억제하는 작용을 하는 약물입니다. 위벽의 벽세포에서 위산 생성을 담당하는 proton pump(H/K ATPase)를 억제하여 위산의 분비를 감소시킵니다. 역류성 식도염, 위궤양, 헬리코박터 제균치료 등에서 흔히 사용됩니다.

임상적 사고

- 작용 기전 : 위벽 벽세포의 proton pump 억제 → 위산 분비 감소
- 주요 적응증
    - 위궤양, 십이지장 궤양
    - GERD(위식도역류질환)
    - Helicobacter pylori 제균치료 병용요법
    - 바렛식도
    - 졸링거-엘리슨 증후군

- 대표 약물
    - Omeprazole, Esomeprazole, Lansoprazole, Dexlansoprazole, Rabeprazole

- 장기간 사용 시 주의
    - 철분·마그네슘·칼슘 흡수 저하
    - 위 용종 발생 가능성
    - 드물게 두통, 피로, 설사, 복통 등의 부작용

간호중재

1 투약 시기 확인

- 일반적으로 식전 30분에 복용 시 효과 극대화
- 처방에 따른 복용 시점 확인 및 교육

2 장기 복용자 상태 모니터링

- 칼슘·마그네슘 부족 증상(근육경련, 피로 등) 확인

3 복용 관련 교육

- 증상 완화를 위한 규칙적인 복용 중요성 설명
- 갑작스러운 복용 중단 시 재발 가능성 있음

4 약물 상호작용 확인

- 항진균제, 항응고제 등과 병용 시 효과 변화 가능성 있으므로 약물 병용 여부 확인

5 생활습관 지도

- 식습관 개선, 야식 금지, 흡연 및 음주 제한 등 위장 질환 예방을 위한 교육 병행

PPI : Proton Pump Inhibitor

PRN : Pro Re Nata

인사이트

PRN은 Pro Re Nata의 약어로, '필요 시(as needed)' 또는 '환자 상태에 따라'를 의미합니다. 의사의 PRN 처방에 따라 간호사가 환자의 상태(통증, 발열, 소화불량 등)를 확인하고 판단하여 약물 또는 처치를 시행할 수 있도록 하는 지시 방식입니다.

임상적 사고

- Pro Re Nata = 필요할 때
- 의사의 PRN 처방 기준에 따라 간호사가 환자 상태 확인 후 투약 가능
- 투약 기준이 명확히 제시됨

    * 예 : "Tramadol 1A IM PRN(NRS ≥6)" → 통증척도 6점 이상 시 근육주사 투약

- PRN은 주로 다음의 증상에 사용됨
    - 통증(NRS ≥6)
    - 발열(체온 ≥38.0℃)
    - 변비, 소화불량 등 일상적 불편감

- 객관적 지표(NRS, V/S) 확인 후 투약 결정 필수
- PRN 처방이 있어도 상태가 심각하거나 반복되면 주치의에게 반드시 Notify[1] 해야 함

---

1 Notify : 간호사가 환자의 상태 변화나 중요한 정보를 즉시 의사에게 알리는 행위를 의미한다.

간호중재

1 객관적 지표 확인

- 통증 점수(NRS), 활력징후(V/S) 등 확인 후 기준 충족 시 투약

2 이전 PRN 투약 이력 확인

- 효과 있었는지, 얼마나 자주 투약되었는지 확인
- 투약 반복되는 경우 효과 부족으로 판단하고 주치의에게 알림

3 환자 상태 사정 후 신속 투약

- PRN 기준 충족 시 간호사가 자율 판단 하에 처치 또는 투약 시행

4 투약 후 경과 관찰(F/U)

- 투약 효과 있는지 사정
- 효과 없거나 악화 시 즉시 의료진 보고

5 기록 및 소통

- 투약 시간, 용량, 투약 전후 상태를 정확히 기록
- 필요 시 보호자에게 설명 및 교육

PT : Prothrombin Time

인사이트

PT는 Prothrombin Time의 약어로, 프로트롬빈시간을 의미하며 출혈 발생 후 혈액이 응고되기까지 걸리는 시간을 측정하는 검사입니다. 간에서 생성되는 응고인자(특히 프로트롬빈)의 기능을 확인하기 위해 사용되며, 항응고제 치료 모니터링이나 출혈 경향 평가에 활용됩니다.

임상적 사고

- **정상수치(기관에 따라 차이 있음)**
  - PT(sec) : 11.8~15초
  - PT(%) : 79~123%
  - PT(INR) : 0.80~1.30(와파린 복용 시 2.0~3.0이 치료적 범위)

- **INR(International Normalized Ratio)** : PT 결과를 국제적으로 표준화한 지표
  * 와파린 복용 환자의 항응고 효과 조절 지표로 필수 확인

- **PT 증가(길어짐)**
  - 와파린 복용
  - Vit K 결핍
  - 간질환
  - DIC[1] 등
  * 응고 지연 : 출혈 위험 증가(↑)

- **PT 감소(짧아짐)**
  - 다발성 골수종
  - 디곡신 투여 등
  * 응고 촉진

- **PT 결과를 바탕으로 신선동결혈장(FFP) 수혈 여부 판단 가능**

---

1 DIC : Disseminated Intravascular Coagulation

간호중재

1 PT/INR 수치 모니터링

- 특히 와파린 복용 중인 환자는 정기적 검사 필수
- 치료적 범위 벗어나면 즉시 주치의에 보고

2 출혈 징후 관찰

- 잇몸 출혈, 멍, 혈뇨, 혈변, 코피 등
- 수술 전 PT/INR 수치 높으면 지혈 문제 발생 가능

3 약물 교육 및 관리

- 와파린 등 항응고제 복용 시 복용 시간, 금기 음식(Vit K 풍부 식품) 안내
- NSAIDs, 아스피린 병용 시 출혈 위험 증가 설명

4 안전한 환경 유지

- 낙상 예방, 날카로운 물건 사용 주의
- 출혈 발생 시 즉각 대응 가능하도록 준비

5 FFP 수혈 준비

- PT 수치 비정상적 상승 시 주치의 지시에 따라 수혈 준비 및 모니터링 시행

PTA : Percutaneous Transluminal Angioplasty

인사이트

PTA는 '피부경유혈관경유혈관성형'으로, 피부를 절개하지 않고 얇은 관(카테터)을 혈관 속에 넣어 풍선을 부풀려 좁아진 혈관을 넓히는 시술입니다. 혈관이 막히거나 좁아지면 혈류 흐름이 방해를 받아 다리 저림, 통증, 심하면 괴사까지 이어질 수 있는데, 이런 문제를 해결하기 위해 빠르고 안전하게 시행되는 비수술적 방법입니다. 주로 다리 혈관(말초동맥)이나 투석 혈관(동정맥루)이 좁아졌을 때 자주 사용됩니다.

임상적 사고

- 피부 절개 없이 카테터를 삽입해 조영제 주입
- X-ray를 보면서 좁아진 혈관을 정확히 찾아내고, 풍선을 부풀려 넓힘
- 풍선 확장 후 필요 시 스텐트(stent)를 삽입하여 재협착을 예방하기도 함
- 회복이 빠르고 통증이 적어, 고령 환자나 전신마취가 어려운 경우에 특히 유용
- 당뇨, 말초동맥질환, 투석환자 혈관 문제, 심혈관질환 등에서 폭넓게 사용됨

간호중재

1 수행 전

- 시술 전 금식 6~8시간 유지 여부 확인
- 항응고제, 항혈소판제, 당뇨약 등 복용중인 약물 사정 후 의료진 지시에 따라 중단 또는 조정
- 조영제 알레르기 유무 확인 및 사전 대비책 마련
- 시술 부위(대퇴동맥 또는 요골동맥) 피부상태 및 감염 여부 사정
- 시술 절차와 예상 소요 시간, 시술 중 통증 발생 가능성 등 안내하여 환자 불안 완화

2 수행

- 시술 중 활력징후(V/S) 모니터링 및 의식상태 관찰
- 환자 체위 안정 유지 및 의료진 지시에 따라 시술 부위 노출 및 고정 보조
- 환자가 불편감, 통증, 어지러움, 호흡곤란 등을 호소할 경우 즉시 보고

3 수행 후

- 혈관 천자 부위의 출혈, 혈종, 부종 여부 관찰 및 지혈 상태 확인
- 활력징후(V/S) 자주 측정하여 출혈, 쇼크, 감염 등 이상 반응 조기 발견
- 대퇴동맥 시술 시 : 4~6시간 절대 침상 안정(ABR) 유지 및 침상에서 하지 신전 유지
- 시술 부위 감염 예방을 위한 무균 드레싱 유지
- 흉통, 호흡곤란, 출혈, 말초혈류 장애 등의 증상 발생 시 즉시 보고
- 퇴원 전 환자 및 보호자에게 시술 부위 관리, 출혈 시 대처법, 약물 복용 및 재내원 기준에 대해 교육

PTBD : Percutaneous Transhepatic Bile Drainage

인사이트

PTBD는 '피부간경유담즙배액'을 의미하며, 피부를 통해 간 내부의 담도에 배액관을 삽입하여 담즙을 체외로 배출하는 시술입니다. 보통 담석, 담관 협착, 종양 등으로 인해 담즙이 십이지장으로 정상적으로 배출되지 못하는 경우에 시행됩니다. 담즙이 고여 있으면 감염 위험이 커지므로, 이를 신속하게 배출해 담낭염, 담도염, 간내 농양 등을 예방하기 위한 목적으로 사용됩니다.

임상적 사고

- 피부를 통해 담도에 카테터를 삽입하여 담즙을 빼내는 비수술적 배액술
- 담관 폐쇄로 인해 담즙이 정체되면 감염(담낭염, 담도염) 및 황달 유발 가능
- 조영제를 이용해 담도의 위치를 확인한 후 카테터를 삽입
- 배액관이 막히거나 배액이 줄어들면 즉시 확인 및 세척 필요
- 시술 전 금식, 조영제 알러지 확인, 항응고제 사용 여부 확인 필수

간호중재

1 수행 전

- 시술 동의서(Consent Form) 확인 및 조영제 알레르기 유무 확인
- 굵은 말초정맥로(18~20G) 확보 및 조영제 투여 준비
- 최소 4시간 이상 금식 유지(NPO)
- 항응고제, 항혈소판제 복용 여부 확인 후 주치의에게 보고
- 시술 전 처방된 진통제 및 진정제(pre-medication) 확인 및 준비

2 수행

- 활력징후(V/S), 통증, 의식 상태 지속적 모니터링
- 처방된 진정제 또는 진통제 정확히 투여
- 시술 중 담즙 배출 상태 관찰 및 배액관 위치 확인 보조
- 환자 불안 완화를 위한 정서적 지지 제공

3 수행 후

- 활력징후(V/S) 주기적 측정 및 발열, 통증, 출혈 등 합병증 여부 확인
- 담즙 배액 상태 확인
  - 양 : 갑작스러운 감소 시 튜브 막힘, 꼬임, 클램프 여부 확인
  - 색 : 정상 담즙은 황갈색 / 혈성, 탁한 담즙은 출혈 또는 감염 의심
- 배액관 삽입 부위 소독 및 드레싱 유지
  - 출혈, 삼출물, 피부 발적 및 감염 징후 확인
- 배액백(bile bag)은 삽입 부위보다 낮게 위치시키고 청결 유지
- 필요 시 처방에 따라 무균적으로 생리식염수(NS)로 담즙관 세척(Irrigation) 시행
- 환자 및 보호자에게 배액관 관리, 감염 예방법, 주의사항에 대해 교육

PTE : Pulmonary Thromboembolism

인사이트

PTE는 'Pulmonary Thromboembolism'의 약어로, 폐동맥에 혈전(피떡)이 막혀 발생하는 병적인 상태, 즉 폐혈전색전증을 의미합니다. 이 혈전(색전)은 주로 다리의 깊은 정맥에서 생성된 것이 혈류를 따라 이동하다 폐동맥을 막아 발생하며, 산소교환 장애와 심장 기능 저하를 유발할 수 있는 치명적인 응급질환입니다.

임상적 사고

- 혈전(Thrombus)이 폐동맥을 막으면서 산소·이산화탄소 가스교환이 저해됨
- 혈액 순환 장애로 인해 전신 저산소증 및 우심실 기능 부전 유발
- 응급상황으로 신속한 항응고요법, 혈전용해술 등 치료 필요
- **위험요인** : 심부정맥혈전증(DVT), 장기간 침상안정, 수술 후 상태, 암 등
- PTE 발생 시 흉통, 호흡곤란, 저산소증, 빈맥 등 증상이 나타남

간호중재

1 수행 전

- 위험요인 사정(DVT 병력, 최근 수술, 부동 상태 등)
- 갑작스러운 호흡곤란, 흉통 호소 시 PTE 의심해 즉시 보고
- ABGA, D-dimer 등 검사 준비 및 채혈
- 처방에 따라 CT Pulmonary Angiography 준비 및 시행

2 수행

- 활력징후(V/S), SpO_2 모니터링
- 산소공급(필요 시 고유량 O_2)
- 주치의 처방에 따라 침상 안정 유지(혈전 이동 방지) 및 상태 안정 후 활동 범위 계획
- 주치의 처방에 따라 정맥 내 항응고제(Heparin 등) 투여

3 수행 후

- 항응고제 사용 시 출혈 여부 모니터링
- 통증, 호흡곤란 호전 여부 관찰
- 필요 시 혈전 용해 치료(Thrombolysis) 또는 수술(Embolectomy) 계획 설명
- 가족에게 증상 재발 방지 위한 DVT 예방 교육(압박스타킹 등)

QD : Quaque Die

인사이트

QD는 Quaque Die의 약어로, 하루 한 번(1일 1회)을 의미하는 의학용어입니다. 주로 약물 투약 빈도를 나타낼 때 사용되며, 하루에 한 번 복용하거나 투여하라는 처방입니다. 라틴어 'Quaque'는 매번(every), 'Die'는 날(day)이라는 뜻으로, 직역하면 "매일"이라는 의미가 됩니다.

임상적 사고

- QD는 1일 1회 투약을 뜻함
- 보통 매일 같은 시간에 복용하도록 안내
- 약의 효과를 유지하면서도 부작용을 줄이기 위해 하루 1회 복용이 적절한 약제에 사용
- 처방전에서 Atrovastatin 10mg 1T QD PO는 "아트로바스타틴 10mg을 하루 한 번, 경구로" 복용하라는 의미

간호중재

1. 투약 관련 간호중재

- 6 Rights(정확한 대상자, 정확한 약물, 정확한 용량, 정확한 시간, 정확한 경로, 정확한 기록) 확인 후 투약 실시
- QD 처방 시 투약 시간을 동일하게 유지하도록 관리
  * 예 : 매일 아침 8시에 복용

2. 약물의 효과 및 부작용 여부 모니터링

- 복용 중인 다른 약물과의 상호작용 가능성을 사정하고, 위험성이 있는 경우 주치의 보고

3. 환자 교육

- QD는 하루 한 번 복용이며, 복용 시간 준수의 중요성 설명
- 복약 순응도(복용 누락, 중복 여부)를 확인하고, 복약 일기, 알람 설정 등 순응도 향상 전략 교육

QD : Quaque Die

QID : Quater In Die

인사이트

QID는 Quater In Die의 약어로, 하루에 네 번(1일 4회)이라는 뜻을 가진 투약 용어입니다. 주로 약물 처방 시 투약 횟수 및 간격을 의미하며, 하루 24시간을 기준으로 6시간마다 1회씩 투약하도록 하는 지침입니다. 환자의 증상을 조절하거나 약효를 일정하게 유지하기 위해 정해진 간격으로 규칙적인 복용이 필요할 때 사용됩니다.

임상적 사고

- QID는 "1일 4회", 즉 6시간 간격으로 하루 네 번 투약
  * 예시 처방 : Tylenol 650mg 1T QID PC는 "타이레놀 650mg 한 알을 하루 4번, 식후로" 투약하라는 의미

- 투약 시간 예 : 오전 6시 / 정오 12시 / 오후 6시 / 자정 12시(00시)
- 일정한 간격으로 복용해야 약물 혈중 농도를 일정하게 유지할 수 있음
- QID는 횟수를 의미하는 용어로, 투약 시 AC/PC 여부 확인 필요

간호중재

1. 수행 전

- 6시간 간격 1일 4회(QID) 복용 스케줄을 정확히 설정함
  - 표준 시간 예시 : 06:00 / 12:00 / 18:00 / 24:00(00:00)
  - 환자 수면 리듬, 식사 시간 등을 고려해 유연하게 조정
- 약물의 투약 목적, 식전/식후 여부, 투약 간격에 따른 복용 필요성 환자에게 설명
- 약물 복용 전 환자의 현재 상태(예 : 통증, 발열, 오심 등)를 확인하여 투약 적합성 사정

2. 수행

- 약 복용 시 정확한 시간 간격을 준수하여 정해진 시간에 맞춰 투약
- 환자가 약을 삼키기 어려운 경우, 복용 보조 방법 안내
  - 물 충분히 제공, 알약 분쇄 가능 여부 확인(처방전 기반)
- 식전/식후 투약 여부, 약물 상호작용 가능성 등 고려하여 정확히 투약
- 약물에 따른 즉각적 반응(알레르기, 위장장애 등) 발생 여부 확인

3. 수행 후

- 약물 효과 및 부작용 모니터링(예 : 열 감소, 통증 완화, 피부 반응 등)
- QID 처방 배경에 대한 환자 교육 제공
  - 왜 하루 4회로 나누어 복용하는지, 복용 간격이 중요한 이유 설명
- 환자가 자가투약 시 복용 시각을 기억하고 지킬 수 있도록 알림 설정법(휴대폰 알람 등) 교육
- 복약 순응도 향상을 위한 가족 및 보호자 협조 유도

QID : Quater in Die

R/O : Rule Out

인사이트

R/O는 Rule Out의 약어로, 문자 그대로는 '배제'라는 뜻이지만 임상에서는 '의심된다', '확진 전 상태'로 해석됩니다. 환자의 정확한 진단을 위해 추가적인 검사나 경과관찰이 필요한 경우, 의심되는 진단명 앞에 붙여 사용합니다. 예를 들어, "R/O appendicitis"는 "맹장염이 의심된다"는 의미로, 아직 진단이 확정된 것은 아니며 진단을 위한 평가가 진행 중임을 나타냅니다.

임상적 사고

- R/O는 '확진 전 상태' 또는 '의심되는 질환'을 의미
- 환자 증상만으로 진단이 어려울 때, 추가 검사 또는 관찰을 위해 사용
- 전자의무기록(EMR)이나 인수인계 시 진단명 앞에 자주 기입됨
- 여러 질환이 의심되는 경우 R/O 진단명이 2개 이상 나열되기도 함
- 확진되면 R/O는 제거되고 최종 진단명으로 기록됨

간호중재

1 의심 질환에 따른 사정과 기록

- R/O가 붙은 상태에서는 확진 전 단계임을 명확히 하고, 주요 증상과 위험 요인을 집중적으로 사정하여 간호기록에 남김
  * 예 : "Frequent VS check D/T R/O pneumonia"
    (폐렴 의심으로 활력징후 자주 측정)

2 진단검사 전·후 준비 및 모니터링

- 검사 전 금식 여부, 조영제 사용 가능 여부, 약물 조절 필요 여부 등을 확인하고 검사 후에는 즉시 결과 반영하여 중재 계획을 조정
  * 예 : "NPO maintained D/T R/O GI bleeding"
    (위장관 출혈 의심으로 금식 유지)

3 의사소통과 정서적지지

- 환자와 보호자에게 진단이 의심 상태임을 설명하여 불안감을 완화하고, 확진 또는 배제에 따라 신속히 간호계획을 수정
  * 예 : "Patient educated D/T R/O CVA"
    (뇌졸중 의심으로 상태 변화 시 즉시 알리도록 교육)

S/P : **S**tatus **P**ost operation

인사이트

S/P는 Status Post operation의 약어로, "~수술을 한 상태"를 의미하는 의학용어입니다. 주로 전자의무기록(EMR)에서 환자가 과거에 어떤 수술을 받았는지를 간결하게 표현하기 위해 사용됩니다.

예를 들어, S/P mastectomy D/T breast cancer는 "유방암으로 유방절제술을 받은 상태"를 의미하며, S/P appendectomy D/T acute appendicitis는 "급성충수염으로 충수절제술을 받은 상태"라는 뜻입니다.

임상적 사고

○ S/P는 수술 이력 표현에 필수
- 환자의 과거 수술 정보를 한눈에 파악할 수 있음
- D/T (Due To)와 함께 쓰여 수술 원인까지 기록 가능

○ 주요 사용 예시
- S/P mastectomy D/T breast cancer : 유방암으로 유방절제술을 받은 상태
- S/P cholecystectomy D/T GB stone : 담낭결석으로 담낭절제술을 받은 상태
- S/P appendectomy D/T acute appendicitis : 급성충수염으로 충수절제술을 받은 상태

○ 임상에서의 활용
- 인수인계, 수술 후 경과 기록, 퇴원 요약 등에 간결하고 일관되게 사용

간호중재

1 수술 정보 확인
- 인계 시 S/P 뒤에 오는 수술명 및 수술일 확인
- 수술 후 경과일(POD : Post Operative Day)을 파악하여 회복 단계 고려

2 수술 전·후 금기 및 처치 계획 숙지
- 체위 제한, 금식 유지 여부, 배액관·도뇨관·수술 부위 위치 등 확인

3 전자의무기록(EMR) 및 처방 확인
- 수술 후 투약 계획, 금기사항, 특수 처치 유무 등 검토

4 수술 부위 관찰 및 감염 예방
- 드레싱 상태(출혈, 삼출물, 발적, 부종 등) 확인
- 무균술로 드레싱 교환 시행

5 활력징후 및 통증 사정
- 활력징후(V/S)를 규칙적으로 체크하고 통증 사정(Pain scale)
- 필요 시 진통제 투여 및 비약물적 통증 완화법 제공

6 수술 후 처치 및 운동 지도
- 금식 여부 확인 후 식이 진행 보조
- 수술 부위에 따른 조기 보행 유도 및 DVT 예방 조치
- 폐합병증 예방 위한 심호흡·기침·체위 변경 유도

7 삽입물 관리(해당 시)
- 도뇨관, 배액관, 중심정맥관 등의 삽입 부위 및 기능 상태 점검

8 회복단계별 교육
- 상처 관리, 식이 조절, 적정 운동 및 활동 수준 설명

9 약물 복용 및 재방문 일정 안내
- 항생제, 진통제, 항응고제 등 복약 지도 및 복용 시간 강조

10 퇴원 교육 및 정서적 지지
- 수술 부위 관리법, 감염 징후, 금기사항 안내
- 환자의 불안 완화 및 심리적 지지를 통해 자가간호 동기 강화

SAH : Subarachnoid Hemorrhage

인사이트

SAH는 Subarachnoid Hemorrhage의 약어로, 지주막하출혈을 의미합니다. 이는 뇌를 감싸는 세 개의 막 중 지주막과 연막 사이 공간(지주막하강)에 출혈이 발생한 상태로, 뇌동맥류의 파열이나 외상, 고혈압 등에 의해 혈관이 손상되며 출혈이 생기게 됩니다. 지주막하강은 뇌척수액과 주요 혈관이 지나는 공간으로, 출혈이 발생할 경우 뇌를 압박하고 뇌 기능에 심각한 영향을 줄 수 있습니다.

임상적 사고

- **가장 특징적인 증상은 갑작스러운 극심한 두통**
    - "망치로 맞은 듯", "머리가 깨질 것 같다"는 표현이 대표적
    - 구토, 안검하수(눈꺼풀 처짐), 광선공포증(빛을 보면 통증 발생) 동반 가능
    - 심할 경우 의식저하, 실신까지 발생할 수 있음

- **주요 원인**
    - 뇌동맥류 파열이 가장 흔한 원인
    - 그 외 고혈압, 동맥경화, 혈관 기형, 외상 등도 원인
    - 젊은 환자라도 기형성 혈관으로 인해 갑자기 발생할 수 있음

- **중요성**
    - 지주막하공간은 혈관과 CSF가 만나는 공간이라, 출혈 시 뇌압 상승과 신경계 손상이 빠르게 진행됨
    - 조기 진단과 즉시적인 수술/중재가 필수

간호중재

1 수행 전

- 응급실 내원 시 갑작스러운 두통, 의식저하, 신경학적 변화가 관찰되는 경우 SAH 가능성을 염두에 두고 즉시 의식 수준(GCS) 및 활력징후(V/S)를 확인
- 뇌 CT 또는 MRI 등의 영상검사가 시행될 수 있으므로, 검사 전 금식 여부 확인 및 검사 준비를 시행

2 수행

- 처방에 따라 절대 침상 안정(ABR)을 유지하며, 뇌압 상승을 방지하기 위해 머리를 30도 정도 상승시켜 체위를 유지
- 진통제, 항경련제, 항고혈압제 등 투약이 시행될 수 있으며, 투약 후 부작용이나 반응을 면밀히 관찰
- 소음, 불필요한 자극을 최소화하여 자극에 의한 혈압 상승과 재출혈 위험을 감소

3 수행 후

- 지속적인 의식 수준 변화, 신경학적 징후(사지 운동, 언어, 시야, 감각 등)를 주기적으로 사정
- 출혈 재발 방지를 위해 고혈압 조절 및 혈압 변동 최소화에 집중하며, 필요 시 환자 및 보호자에게 교육을 제공
- 항응고제 복용 여부, 과거 뇌혈관 질환 병력 등을 파악하고 의사에게 보고하며 재출혈 예방에 대비

SC : Subcutaneous injection

인사이트

SC는 Subcutaneous injection의 약어로, 피하주사를 의미합니다. 피부 아래층인 피하조직에 약물을 주입하는 방법으로, 주로 인슐린이나 헤파린 등의 약물을 투여할 때 사용됩니다. 피하주사 후에는 헤파린은 출혈이나 혈종 형성 가능성이 있고, 인슐린은 빠르게 흡수되어 저혈당을 일으킬 수 있기 때문에 절대 문지르지 않는 것이 중요합니다.

임상적 사고

- SC 주입 시 약물은 거의 완전히 흡수
- 근육보다 혈관 분포가 적어 약물 흡수 속도는 비교적 느린 편
- 주요 사용 약물 : 인슐린, 헤파린 등
- 주사 후 문지르지 않는 것이 기본 원칙

간호중재

1 수행 전

- 환자의 피부 상태(멍, 염증, 손상 유무)를 확인하고 주사 부위를 선정
- 약물 종류와 용량, 투약 시간, 주사 부위를 정확히 확인

2 수행

- 45~90도 각도로 피하조직에 천천히 주사
- 인슐린이나 헤파린 주사 후에는 문지르지 않고 자연 흡수 유도

3 수행 후

- 주사 부위에 출혈, 혈종, 부종이 발생하지 않는지 관찰
- 인슐린 투약 후에는 저혈당 증상(식은땀, 어지러움, 떨림 등)이 나타나지 않는지 확인
- 환자에게 주사 부위 변경(회전법, rotating), 자가 투여 시 주의사항 등을 교육

SDH : Subdural Hemorrhage

인사이트

SDH는 Subdural Hemorrhage의 약어로, 우리말로는 경막하출혈을 의미합니다. 경막과 지주막 사이 공간(경막하강)에 정맥 손상으로 출혈이 발생해 혈액이 고이고, 뇌를 압박하는 상태를 말합니다.

임상적 사고

- **원인** : 낙상, 교통사고, 폭행 등 외상으로 발생하는 경우가 많으며, 겉으로 외상이 보이지 않는 경우도 있음
- **증상** : 초기에는 지남력 저하(시간·장소·사람 인지 저하), 졸림 경향 등이 나타나고, 출혈이 진행되면 뇌부종이 발생하면서 뇌압 상승, 의식 저하, 사지마비, 동공확대, 호흡곤란, 혼수로 악화될 수 있음
- **특징** : 매우 중증도 높은 뇌출혈로, 많은 경우 의식장애가 동반
- **응급질환으로 빠른 진단과 치료가 필수**

간호중재

1 수행 전

- 응급실 또는 병동에서 환자 상태 확인 시 갑작스러운 지남력 저하, 졸림, 외상 병력이 있는지 반드시 확인
- CT 또는 MRI 검사가 처방될 경우 준비하고, 금식 여부 확인

2 수행

- 주치의 처방에 따라 절대 안정 유지(ABR) 및 뇌압 상승 방지를 위해 머리 30도 상승 체위 유지
- 활력징후(V/S), 의식수준, 동공 반응을 주기적으로 관찰
- (필요 시 산소공급 및 처방에 따른 약물 투여(진통제, 항경련제 등)를 시행

3 수행 후

- 지속적으로 의식 상태 변화, 신경학적 징후(사지 마비, 언어 장애 등)를 관찰
- 출혈 재발 방지를 위한 주의사항 교육 및 보호자에게 질환의 경과를 설명
- 외상성 SDH의 경우 낙상 예방 등 추가 외상 예방 교육도 함께 진행

SpO₂ : **S**aturation of **P**ercutaneous **O**xygen

인사이트

SpO$_2$는 Saturation of Percutaneous Oxygen의 약어로, 산소포화도를 의미합니다. 혈액 내 헤모글로빈이 산소와 결합한 비율을 나타내며, 쉽게 말해 혈액 내 산소 농도라고 이해하면 됩니다. 주로 말초산소포화도를 측정하게 되며, pulse oximeter(맥박 산소 측정기)를 이용해 간편하게 확인할 수 있습니다.

임상적 사고

- 정상 범위 : 95~100%
- 90% 이하 : 저산소증(Hypoxemia) 의심으로 즉각적인 조치 필요
- SpO$_2$ 측정 시 일반적으로 손가락에 센서를 부착하지만, 귀, 발가락 등으로도 측정 가능
- 저산소증 징후 : 청색증(Cyanosis), 호흡곤란(Dyspnea), 빈호흡(Tachypnea)
- SpO$_2$ 저하 시 심호흡 유도, 체위 변경(Head up), 산소공급(O$_2$ therapy)

간호중재

1 수행 전

- SpO₂ 모니터링 필요 대상자(호흡기 질환, 저산소 위험 환자, 수술 후 회복기 환자 등) 선정
- 손톱에 매니큐어나 젤네일 제거, 손끝 혈액순환 상태 여부 확인(혈류 저하로 측정 오류 가능)

2 수행

- SpO₂ 측정 시 편안한 상태에서 안정된 호흡 상태로 유지
- 측정 중 환자 움직임 최소화
- SpO₂ 90% 이하 측정 시, 환자의 호흡 상태 및 전반적 V/S 확인 후 의사에 보고
- SpO₂ 결과 주치의에게 보고하고, 처방에 따라 ABGA 시행
- 필요 시 산소 투여(O₂ therapy)를 시작하며, 적절한 산소유량 설정

3 수행 후

- 산소치료 중인 경우 산소포화도 변화 지속 모니터링
- 호흡곤란, 빈호흡, 청색증, 의식 변화 발생 시 즉각적인 대응
- SpO₂ 지속 저하 시, 의료진에게 보고 후 추가 진단 및 치료 협조

📣 선배의 한마디

❶ 인수인계할 때

"이 환자 SpO₂ 잘 떨어져서 nasal cannula로 O₂ 2L 유지 중이에요. 밤에도 nasal cannula 벗겨지지 않게 확인해 주세요."

→ 산소포화도가 낮아 산소공급이 필요하므로 산소유지 상태와 모니터링 필요성을 인계합니다.

❷ 의사에게 보고할 때

"선생님, O₂ mask로 산소 2L 주고 있는 환자 분, SpO₂ 85%까지 떨어져서 O₂ 5L로 올렸는데도 잘 안 올라갑니다."

→ 산소포화도 저하 시 산소공급 조절, 추가 처치(기도흡인, 기도확보) 필요 여부 보고합니다.

"SpO₂ 계속 낮고 숨쉬기 힘들어하고 Cyanosis까지 보입니다. ABGA 검사해 볼까요?"

→ 저산소증과 청색증 동반 시 동맥혈가스검사(ABGA) 추가 시행 필요성을 확인합니다.

❸ 간호 팁

환자의 상태는 정상인데 SpO₂ 측정결과가 낮게 나오는 경우에는 아래와 같은 사항들을 확인해 볼 수 있습니다.

- O₂ cannula/Mask 위치, flow rate 확인
- 흡인(Suction) 필요 여부 함께 고려
- 손톱 매니큐어, 저체온, 말초혈류 저하

stat : statim

인사이트

stat는 statim에서 유래된 약어로, 우리말로는 즉시를 의미합니다. 주로 응급상황이나 필요시(PRN) 처방 시, 약물을 처방 즉시 투여하라는 의미로 사용됩니다. 보통 의사가 구두처방(verbal order)으로 stat 처방을 먼저 내리는 경우가 많으며, 사후에 EMR에 입력하게 됩니다.

임상적 사고

- 즉시, 지체 없이 투여
- 응급처치나 상태 악화 시 신속하게 약물 투여 필요할 때 사용
- 구두 처방 시 반드시 복창하여 확인하고, 필요 시 이중 확인(Double-check) 후 간호기록에 남기고 EMR 처방 입력 여부 확인 필요
- 사용 예
  - Labetalol 20mg 1a IV stat : 혈압강하제를 IV로 즉시 투여
  - Adenosine 6mg IV stat : 발작성 상심실성 빈맥에서 심박수 조절위해 IV로 즉시 투여
  - Furosemide 20mg IV stat : 부종 조절 및 이뇨 효과 위해 IV로 즉시 투여

간호중재

1 수행 전

- 의사 verbal order로 stat 처방을 받은 경우 반드시 6 Rights(정확한 대상자, 정확한 약물, 정확한 용량, 정확한 시간, 정확한 경로, 정확한 기록) 정확히 하기
- 필요 시 처방 내용을 복창하여 확인하고, 필요 시 이중 확인(Double-check)

2 수행

- 약물 준비와 투여를 신속하고 정확하게 진행
- 투약 시 6 Rights(투약 6원칙) 준수 : 정확한 대상자, 정확한 약물, 정확한 용량, 정확한 시간, 정확한 경로, 정확한 기록
- 응급상황일 경우 다른 업무보다 우선하여 빠르게 투약

3 수행 후

- 투약 후 약물 부작용(저혈압, 호흡억제, 알레르기 반응 등) 관찰, 환자 반응 및 V/S 모니터링하고, 이상 발생 시 즉시 보고
- 투약 기록을 EMR 및 간호기록지에 정확하게 기록
- 구두처방인 경우 EMR에 처방이 정확히 입력되었는지 확인하고, 누락 시 의사에게 알림
- 필요 시 반복 투약 여부, 추가 처방 여부 의사에게 확인

STEMI : ST-Elevation Myocardial Infarction

인사이트

STEMI는 ST-Elevation Myocardial Infarction의 약어로, 우리말로는 ST분절 상승 심근경색을 의미합니다. 관상동맥이 급성 폐색되어 심장 근육(심근)에 혈류 공급이 차단되고 괴사가 진행되는 상태입니다. STEMI는 심전도(ECG)에서 ST 분절 상승 소견으로 확인할 수 있으며, 빠른 처치가 이루어지지 않으면 생명에 위협이 되는 응급 상황입니다.

임상적 사고

- 관상동맥 급성 폐색으로 발생하는 급성 심근경색
- 심전도 상 ST 분절 상승이 특징
- 즉각적인 관상동맥 재개통(reperfusion)이 필요
- 치료 방법
  - 관상동맥조영(CAG) 및 스텐트 삽입(PCI)
  - 경우에 따라 관상동맥우회술이식(CABG) 시행

간호중재

1 수행 전

- 환자 증상 확인 : 흉통, 호흡곤란, 식은땀, 불안 등의 증상 확인
- 즉시 EKG 시행 후 ST 분절 상승 여부 확인
- 혈액검사(트로포닌 등) 준비 및 18G IV 확보
- NPO 유지, 산소 공급 준비

2 수행

- 응급 CAG & PCI 준비를 위해 의사 및 관련 부서에 신속히 알림
- 응급 약물(항혈소판제, 항응고제 등) 투여 준비
- 활력징후(V/S), 심전도(EKG), 산소포화도(SPO_2) 모니터링 지속

3 수행 후

- 시술 후 흉통 여부 및 V/S 변화 관찰
- 시술 부위 출혈 및 합병증 모니터링
- 항응고요법 중 출혈 유무 확인
- 금식 유지 및 안정을 유도
- 환자와 보호자에게 질환 교육 및 상태 변화 시 대응 방법 안내

TB, TBc : Tuberculosis

인사이트

TB 또는 TBc는 Tuberculosis의 약어로, 우리말로 결핵을 의미합니다. 결핵은 Mycobacterium tuberculosis(결핵균)에 의해 발생하는 만성 감염성 질환으로, 주로 폐를 침범하지만 림프절, 복막, 척추, 뇌, 신장 등 다양한 장기를 침범할 수 있습니다. 현재 우리나라는 OECD 국가 중 결핵 발생률이 높아, 지속적인 관리가 필요한 주요 감염병입니다.

임상적 사고

- 주로 호흡기를 통해 전파
- 주요 증상은 2~3주 이상 지속되는 기침, 체중 감소, 야간 발한, 발열, 전신 무력감, 식욕 부진 등이 있음
- 진단 방법
    - 흉부 X-ray 검사
    - AFB stain(항산균 도말검사)
    - AFB culture(배양검사)
    - TB-PCR(핵산증폭검사)
    - IGRA(인터페론감마분비검사)
- 치료는 항결핵제를 6개월 이상 복용하여 시행(내성결핵은 복용기간 차이있음)하며, 치료 순응도가 매우 중요
- 치료 중 리팜핀 복용 시 소변이나 땀이 오렌지색으로 변할 수 있음(정상 반응)
- 부적절한 약물 복용으로 다제내성결핵 발생 위험이 있으므로 주의가 필요함

간호중재

1 수행 전

- 결핵 검사 전 N95 마스크 착용 및 적절한 감염 예방 조치를 시행
- 객담 검사는 환기가 잘 되는 공간에서 실시
- 검사 준비 시 환자에게 필요한 사항(금식 여부, 검사 목적 등)을 설명

2 수행

- 객담 채취 시 올바른 채취 방법을 지도하고, 타인에게 전파되지 않도록 주의
- 항결핵제 복용 시 약물 복용 방법, 부작용 발생 가능성 등을 사전에 교육
- 치료 중 환자의 복약 순응도를 확인하고, 정기적인 상담을 통해 복약 지속을 격려

3 수행 후

- 항결핵제 복용 중 발생할 수 있는 위장장애, 간 기능 저하, 발진 등의 부작용을 모니터링
- 환자 및 보호자에게 기침 예절, 마스크 착용, 개인 물품 분리 사용, 주기적인 환기 등 감염 전파 예방 교육을 시행
- 정기적인 외래 방문 일정 관리를 통해 치료 경과를 지속적으로 확인

TFCA : Trans Femoral Cerebral Angiography

인사이트

TFCA는 Trans Femoral Cerebral Angiography의 약어로, 우리말로 뇌혈관조영술을 의미합니다. 대퇴동맥을 통해 가느다란 카테터를 삽입한 뒤, 조영제를 주입하면서 X-ray 촬영으로 뇌혈관의 상태를 확인하는 검사입니다. 뇌혈관 협착, 폐색, 뇌동맥류 등 뇌혈관 질환의 정확한 진단과 치료 계획 수립에 매우 중요한 검사입니다.

임상적 사고

- 비침습적 검사(CT, MRI)에서 이상이 발견된 후, 보다 정확한 진단을 위해 시행
- 카테터를 대퇴동맥을 통해 삽입하고, 조영제를 투여하면서 X-ray 영상으로 뇌혈관을 실시간으로 관찰
- 진단뿐 아니라 혈관내 치료(예 : 스텐트 삽입, 색전술 등)도 동시에 시행 가능하여 매우 중요한 시술임
- 검사 후 출혈 위험이 있으므로 절대안정(ABR)과 철저한 모니터링이 필요

간호중재

1 수행 전

- 환자에게 검사 목적과 진행 과정을 충분히 설명하고, NPO(금식)를 유지
- 조영제 알레르기 유무를 확인하고, 검사 동의서를 작성
- 대퇴동맥 삽입 부위(서혜부)를 제모 및 소독하고 감염 예방 준비
- 정맥로(IV line)를 확보하고, 장시간 검사나 배뇨 곤란이 예상될 경우 Foley catheter를 삽입
- 장신구, 틀니, 매니큐어 등은 제거하여 검사 시 방해 요소 최소화

2 수행

- 검사 중 활력징후(V/S)를 주기적으로 관찰하며 안정적인 체위를 유지
- 환자가 검사 중 긴장하거나 움직이지 않도록 심리적 안정을 지원
- 조영제 주입 시 알레르기 반응(가려움, 호흡곤란, 두드러기 등)이 나타나지 않는지 관찰

3 수행 후

- 천자 부위 지혈이 완전히 될 때까지 절대안정(ABR)을 유지하며 다리를 구부리지 않도록 교육
- 출혈, 삼출물, 발적, 부종 등의 삽입 부위 상태를 주기적으로 확인
- 조영제가 빠르게 배출되도록 충분한 수분 섭취를 권장
- 조영제 알레르기 반응 또는 신장 기능 이상 여부를 모니터링
- 다리 감각 및 운동 기능 변화를 확인하여 신경학적 이상 유무를 평가
- 퇴원 전 환자와 보호자에게 일상생활 시 주의사항 및 출혈이나 통증 발생 시 대처 방법을 교육

TID : Ter In Die

인사이트

TID는 Ter In Die[1]의 약어로, 우리나라 말로 하면 하루에 세 번을 의미합니다. 투약 처방 시 하루에 세 번 일정한 시간 간격으로 약물을 투여하라는 의미이며, 일반적으로 8시간 간격으로 투약하게 됩니다.

임상적 사고

- 하루 24시간을 3으로 나누면 8시간 간격으로 투약
- 투약처방전 예시
    - Tazocin 4.5g 1V TID IV
        - 타조신 4.5g 한 병을 하루 세 번, 8시간 간격으로 정맥주사로 투여
    - Amoxicillin 500mg 1C TID PC
        - 아목시실린 500mg 하루 세 번 식후 투여

- 관련 용어
    - V : Vial(병)
    - IV : Intra Venous(정맥 내 투여)
    - C : Capsule(캡슐)
    - PC : Post Cibum(식후)

---

1 Ter In Die = Three Times a day

간호중재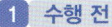

1 수행 전

- 처방 내용, 약물명, 용량, 투여경로, 투여시간(간격 포함) 등 6 Rights(정확한 대상자, 정확한 약물, 정확한 용량, 정확한 시간, 정확한 경로, 정확한 기록)를 반드시 확인
- 이전 투약 기록을 확인하여, 정확한 투약 간격을 유지할 수 있도록 계획

2 수행

- 정확한 시간 간격(8시간)을 유지하여 약물을 투약
- IV 약물 투여 시, 약물이 올바른 속도로 주입되고 있는지 관찰하며 주입 중 이상반응(발열, 발진, 통증 등)이 없는지 모니터링
- 항생제인 경우 첫 투약 후 과민반응 여부를 관찰

3 수행 후

- 투약 후 환자의 상태를 관찰하고, 부작용 발생 여부를 주의 깊게 확인
- 투약 후 정확하게 투약 시간, 용량, 투여경로, 환자의 반응까지 기록
- 다음 투약 시간이 맞춰질 수 있도록 타임스케줄을 관리하여 누락이나 중복 투약이 발생하지 않도록 주의

TKR : Total Knee Replacement

인사이트

TKR은 Total Knee Replacement의 약어로, 우리나라 말로는 인공 슬관절 치환술을 의미합니다. 무릎관절이 손상되거나 퇴행되어 제 기능을 하지 못할 때, 손상된 관절을 제거하고 인공관절로 교체하는 수술입니다. TKA(Total Knee Arthroplasty)라고도 사용됩니다.

임상적 사고

- 적응증
  - 퇴행성 관절염
  - 류마티스 관절염
  - 외상성 관절염 등

- 약물치료나 물리치료로 호전되지 않는 심한 통증, 기능장애 시 시행
- 수술 후 재활치료(관절가동범위 운동 포함)가 매우 중요하며, 보통 3~6개월 정도 회복기간이 필요
- 보행능력과 관절 기능 회복을 위한 중요한 수술

간호중재

1 수행 전

- 수술 전 환자에게 수술 목적, 절차, 회복과정, 재활운동 필요성 등에 대해 설명
- 피부 상태, 활력징후(V/S), 혈액검사 결과 등을 확인
- 필요 시 감염 예방을 위해 항생제 전처치를 시행
- 환자의 심리적 안정을 도와주고, 교육자료 제공 등을 통해 재활 동기 부여

2 수행

- 수술 후 환자의 활력징후 및 혈액손실 여부를 지속적으로 모니터링
- 통증 사정을 실시하고 처방된 진통제를 적절하게 투약
- 수술 부위 드레싱 상태 확인 및 감염 징후(발적, 발열, 삼출물 등)를 관찰
- DVT 예방을 위해 하지 운동, 압박스타킹 적용 여부를 확인

3 수행 후

- 관절가동범위 운동(ROM exercise)을 시행하여 운동 범위를 유지
- 재활운동의 중요성을 교육하며, 재활프로그램에 적극 참여하도록 교육
- 보행기, 지팡이 등의 보조도구 사용법을 교육하고, 독립적인 활동이 가능하도록 지원
- 퇴원 후에도 지속적인 운동과 관리가 필요함을 강조

TPN : Total Parenteral Nutrition

인사이트

TPN은 Total Parenteral Nutrition의 약어로, 우리나라 말로는 완전비경구영양을 의미합니다. 입으로 식사를 하지 못하거나 충분한 영양을 섭취할 수 없는 환자에게 정맥혈관을 통해 영양소를 직접 공급하는 방법입니다. 임상에서는 "티피엔"이라는 용어로 많이 사용합니다.

임상적 사고

사용 목적
- 입을 통한 영양섭취가 불가능하거나 불충분한 경우
- 소화기관의 휴식이 필요한 경우
- 심한 영양불량 환자에게 치료적 영양지원이 필요한 경우

TPN 종류
- **성분 기준** : 2 in 1(아미노산+포도당), 3 in 1(아미노산+포도당+지질)
- 투여 경로 기준
  * CPN(중심정맥영양) : 중심정맥관 사용
  * PPN(말초정맥영양) : 말초정맥 사용(저삼투압 용액)

고삼투압 용액이기 때문에 감염과 합병증 예방을 위한 철저한 관리가 필요

간호중재

1 수행 전

- 투여 전 처방과 투여 경로(중심정맥/말초정맥)를 정확히 확인
- TPN 준비 시에는 무균적 기술을 준수하고, TPN 제제는 사용 직전 개봉하여 바로 사용
- TPN에 포함된 성분(아미노산, 포도당, 지질 등) 및 환자의 혈당, 전해질 상태를 확인

2 수행

- TPN 주입 시 필터를 사용하여 미생물과 침전물 유입을 예방
- 고농축 용액 주입 시 혈관 상태(발적, 통증, 부종)를 관찰하며, 중심정맥관 사용 시 카테터 부위 감염 여부를 지속적으로 확인
- 혈당 변화를 모니터링, 당뇨 환자라면 혈당 조절을 위해 인슐린 투여 여부도 함께 관리
- TPN은 24시간 이내에 사용 후 교체하며, 수액 세트도 24시간마다 반드시 새로 교체

3 수행 후

- 환자의 전반적인 영양상태, 체중 변화, 피부 상태, 전해질 수치 등을 정기적으로 평가
- 중심정맥관 사용 시 주입 부위 감염 예방 교육, 일상관리법을 환자와 보호자에게 제공

URI : Upper Respiratory Infection

인사이트

URI는 Upper Respiratory Infection의 약어로, 우리말로 상기도감염을 의미합니다. 상기도감염은 비강, 인두, 후두 등 상부 호흡기에 감염이 발생한 상태이며, 주로 바이러스가 원인이 됩니다. 임상에서는 흔히 "감기"로 통칭하기도 합니다.

임상적 사고

상부 호흡기 구조
- 비강(Nasal Cavity), 인두(Pharynx), 후두(Larynx)

관련 질환
- 비염, 부비동염, 인두염, 후두염 등

증상
- 콧물, 재채기, 인후통, 기침, 발열, 근육통

치료
- 주로 대증요법(증상 완화 치료) 적용
- 필요 시 항생제 사용(2차 세균감염 발생 시)

간호중재

1 수행 전

- 환자의 증상 정도와 발생 시기를 확인
- 고열, 호흡곤란 등 중증 증상이 있는지 평가하여 필요 시 의료진에게 즉시 보고

2 수행

- 환자가 충분한 휴식과 수면을 취할 수 있도록 환경을 조성
- 수분 섭취를 격려하여 탈수를 예방하고, 체온을 주기적으로 측정
- 발열 시 처방된 해열제를 투여하고, 해열 후 상태를 확인
- 기침과 인후통 완화를 위한 처방 약물(진해제, 진통제 등)을 정확히 투약

3 수행 후

- 환자의 영양 상태와 전신 상태를 지속적으로 모니터링
- 증상이 심화되거나 새로운 증상(고열 지속, 호흡곤란 등)이 발생시 즉시 주치의 보고
- 감염 예방을 위해 기침 예절과 손 위생 교육을 시행
- 충분한 휴식과 회복을 위해 자가 관리법(수분 섭취, 휴식, 복약 순응도)을 교육

UTI : Urinary Tract Infection

인사이트

UTI는 Urinary Tract Infection의 약어로, 우리말로 요로감염을 의미합니다. 요로계(신장, 요관, 방광, 요도)에 세균 또는 진균이 침입하여 감염이 발생한 상태입니다. 발생 부위에 따라 상부 요로감염(신우신염, 신장주위 농양 등)과 하부 요로감염(요도염, 방광염)으로 구분됩니다. 대부분 대장균(Escherichia coli) 감염이 원인이며, 여성은 해부학적으로 요도가 짧아 요로감염 발생률이 더 높습니다.

임상적 사고

- **원인균** : 대장균(E. coli)이 가장 흔한 원인균
- **증상 부위**
  - **신우신염** : 발열, 옆구리 통증, 배뇨통, 오한, 구토
  - **방광염** : 빈뇨, 배뇨통, 잔뇨감, 절박뇨
  - **요도염** : 요도 분비물, 배뇨통, 가려움(무증상일 수도 있음)
- **치료** : 광범위 항생제로 시작 후, 균 배양 결과에 따른 적절한 항생제 변경
- **예방** : 충분한 수분 섭취, 적절한 배뇨습관

간호중재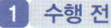

1 수행 전

- 환자의 배뇨 양상, 빈뇨, 배뇨통, 잔뇨감 등 주증상을 사정
- 발열, 오한, 옆구리 통증 등의 전신 증상 여부를 확인
- 소변검사(요검사, 요배양검사) 전 청결한 채뇨 방법을 교육

2 수행

- 처방된 항생제를 정확히 투약하고, 약물 투여 후 부작용(위장장애, 알레르기 등)을 모니터링
- 환자에게 수분 섭취를 격려하여 소변량 증가를 유도(하루 1.5~2L 권장)
- 적절한 회음부 위생 유지 방법과 배뇨 후 청결 관리를 교육(배뇨 후 앞에서 뒤로 닦기 등)

3 수행 후

- 치료 반응을 평가하며, 증상 호전 여부를 지속적으로 관찰
- 치료 후에도 증상 지속 시 재검사를 위한 필요성을 안내
- 재발 예방을 위한 생활습관 교육을 시행
  * 예 : 성관계 후 배뇨, 장시간 소변 참지 않기, 꽉 끼는 속옷 피하기 등

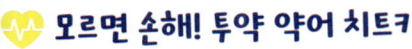
모르면 손해! 투약 약어 치트키

약어	용어(Full term)	의미
① PO	Per Os	경구 투여
② IV	Intravenous injection	정맥주사
③ IM	Intramuscular injection	근육주사
④ SC	Subcutaneous injection	피하주사
⑤ ID	Intradermal injection	피내주사
⑥ NPO	Nothing Per Os	금식
⑦ q.h.	quaque hora	매시간
⑧ QD	Quaque Die	하루 1회
⑨ BID	Bis In Die	하루 2회
⑩ TID	Ter In Die	하루 3회
⑪ QID	Quater In Die	하루 4회
⑫ AC	Ante Cibum	식전
⑬ PC	Post Cibum	식후
⑭ HS	Hora Somni	취침 전
⑮ PRN	Pro Re Nata	필요시
⑯ stat	Statim	즉시, 지체 없이
⑰ EOD	every other day	2일에 1회

각 용어별 사용예시

부록

① PO (Per Os)
* 정의 : 경구 투여, 입으로 복용하는 방식
* 예시 : "Antibiotic 500mg PO q12h" (항생제를 12시간마다 경구로 투여)

② IV (Intravenous injection)
* 정의 : 정맥 내 주사로 약물을 직접 혈관에 주입하는 방법
* 예시 : "Ceftriaxone 1g IV stat" (세프트리악손 1g을 즉시 정맥주사)

③ IM (Intramuscular injection)
* 정의 : 근육층에 약물을 주사하는 방법
* 예시 : "Tramadol 50mg IM q8h PRN pain"
   (통증 시 트라마돌 50mg을 근육주사)

④ SC (Subcutaneous Injection)
* 정의 : 피하주사 (피부 아래 지방층에 주사)
* 예시 : "Insulin 10 units SC AC" (식전 인슐린 10단위 피하주사)

⑤ ID (Intradermal Injection)
* 정의 : 피내주사 (표피 아래 진피층에 주사)
* 예시 : "PPD test ID"(투베르쿨린 피부반응검사 피내주사)

⑥ NPO (Nothing Per Os)
* 정의 : 금식, 입으로 아무것도 투여하지 않음
* 예시 : "NPO after midnight for surgery"(수술을 위해 자정 이후 금식)

⑦ q.h. (quaque hora = every hour)
* 정의 : 매 1시간마다
* 예시 : "Saline 30mL q.h. NG[1] irrigation"
   (비위관 세척으로 매 1시간마다 생리식염수 30mL 주입)

---

1 NG : Nasogastric, 비위관
   * 코(Nasal)를 통해 위(Gastric)까지 삽입한 튜브

⑧ QD (Quaque Die)

* 정의 : 하루 1회
* 예시 : "Aspirin 100mg 1T QD" (하루 1번 아스피린 100mg 복용)

⑨ BID (Bis In Die)

* 정의 : 하루 2회
* 예시 : "Metformin 500mg 1T BID PC" (식후 하루 2번 메트포민 경구 복용)

⑩ TID (Ter In Die)

* 정의 : 하루 3회
* 예시 : "Amoxicillin 500mg 1T TID PC"
      (식후 하루 3번 아목시실린 500mg 경구 투약)

⑪ QID (Quater In Die)

* 정의 : 하루 4회
* 예시 : "Acetaminophen 500mg 1T QID PRN fever"
      (열이 날 때 하루 4번까지 아세트아미노펜 500mg 복용)

⑫ AC (Ante Cibum)

* 정의 : 식전 (음식 먹기 전)
* 예시 : "Glimepiride 2mg 1T QD AC" (식전 하루 1번 글리메피리드 2mg 복용)

⑬ PC (Post Cibum)

* 정의 : 식후 (음식 먹은 후)
* 예시 : "Metformin 500mg 1T BID PC" (식후 하루 2번 메트포민 500mg 복용)

⑭ HS (Hora Somni)

* 정의 : 취침 전 복용
* 예시 : "Trazodone 25mg 1C HS" (트라조돈 25mg 1캡슐 취침 전 복용)

⑮ PRN (Pro Re Nata)

* 정의 : 필요할 때마다 (증상 발생 시 투여)
* 예시 : "Tramadol 50mg 1A IM PRN pain" (통증 시 트라마돌 50mg 근육주사)

⑯ STAT (Statim)

* 정의 : 즉시, 지체 없이
* 예시 : "Morphine 2mg IV stat" (모르핀 2mg 정맥주사를 즉시 투여)

⑰ EOD (Every Other Day)

* 정의 : 하루 걸러 한 번 (격일로)
* 예시 : "Heparin 5000 IU SQ EOD" (격일로 5000 IU 헤파린 피하주사)

※ 투약 시 혼동하기 쉬운 약어 구분 포인트

* QD vs QID : QD는 하루 1번, QID는 하루 4번 (QID = 6시간마다 투약)
* AC vs PC : AC는 식전(Ante Cibum), PC는 식후(Post Cibum)
* PO vs NPO : PO는 경구 투여, NPO는 금식 (PO 처방 시 금식 여부 확인 필수)
* STAT vs PRN : STAT는 즉시 1회 투약, PRN은 필요할 때마다 투약

부록

검사 결과지 해석, 이건 알고 시작하자!

용어(Full term)	해석
① No definite lesion	명확한 병변 없음
② Negative for malignancy	악성은 확인되지 않음
③ Suggestive of	~이 의심됨, 소견상 강력히 의심됨
④ Suspicious for	~이 매우 의심됨
⑤ Compatible with	~와 일치함
⑥ Rule out (R/O)	감별 필요, 배제 필요
⑦ GGO (Ground Glass Opacity)	폐 간유리음영
⑧ Consolidation	폐농축 소견
⑨ Atelectasis	무기폐
⑩ Effusion (Pleural, Pericardial)	삼출(흉수, 심낭삼출)
⑪ Calcification	석회화
⑫ Hypoechoic	저에코(어둡게 보임)
⑬ Hyperechoic	고에코(밝게 보임)
⑭ Septated cyst	격벽형 낭종
⑮ Mural nodule	벽내 결절
⑯ Atypical cell	비정형 세포
⑰ Dysplasia	이형성
⑱ Suspicious for malignancy	암 의심됨
⑲ Infiltrative growth	침윤성 성장

각 용어별 임상적 의미

부록

① No definite lesion
* 정의 : 뚜렷한 병변 없음
* 예시 : "No definite lesion in liver." (간에서 뚜렷한 병변이 관찰되지 않음)

주의사항 : '정상'이라는 확정이 아니라 '현재 보이는 이상이 없다'는 의미. 추적관찰이 필요할 수 있음

② Negative for malignancy
* 정의 : 악성 종양(암) 소견이 관찰되지 않음
* 예시 : "Biopsy: Negative for malignancy." (조직검사상 악성 종양이 발견되지 않음)

주의사항 : 악성종양이 없다는 의미이지만, 검체 채취 부위나 샘플의 질에 따라 재검사나 추적관찰이 필요할 수 있음

③ Suggestive of
* 정의 : 영상 소견상 특정 질환이 의심됨
* 예시 : "Suggestive of mild pneumonia." (가벼운 폐렴이 의심됨)

주의사항 : 확진된 것은 아님. 영상학적 소견을 바탕으로 의심된다는 의미이므로, 임상 경과나 추가 검사가 필요할 수 있음

④ Suspicious for
* 정의 : 특정 질환(특히 악성 종양)의 가능성이 높음
* 예시 : "Suspicious for malignancy." (악성 종양이 의심됨)

주의사항 : 진단적으로 암일 가능성이 높다는 의미로, 추가적 검사 또는 수술이 필요할 수 있음

⑤ Compatible with
* 정의 : 영상 소견이 특정 질환과 일치할 수 있음
* 예시 : "Compatible with tuberculosis." (결핵과 일치할 가능성이 있음)

주의사항 : 해당 질환일 가능성이 높지만 확정은 아닌 상태로, 임상 증상과 영상 소견을 함께 고려할 필요가 있음

⑥ Rule out (R/O)
* 정의 : 특정 질환의 감별 및 배제 필요
* 예시 : "R/O pneumonia." (폐렴을 감별해야 함)

주의사항 : 아직 진단되지 않았으며, 검사와 경과 관찰을 통해 확진 또는 배제가 필요하다는 의미

⑦ GGO (Ground Glass Opacity)

* 정의 : 폐CT에서 흐릿한 유리창 모양의 음영
* 예시 : "GGO seen in right lower lobe." (우측 하엽에서 GGO 관찰됨)

🔍 주의사항 : 비특이적 소견으로 감염, 섬유화 등 다양한 원인이 있을 수 있음. 경과 관찰이 필요할 수 있음

⑧ Consolidation

* 정의 : 폐 실질에 액체나 고형물질이 차서 생긴 고음영 부위
* 예시 : "Consolidation in right middle lobe." (우중엽에서 흰 음영 관찰됨)

🔍 주의사항 : 폐렴이 가장 흔한 원인이지만, 다른 원인 감별이 필요할 수 있음

⑨ Atelectasis

* 정의 : 폐 허탈(폐가 부분적으로 무너짐)
* 예시 : "Atelectasis noted in left lower lobe." (좌하엽에 무기폐 소견)

🔍 주의사항 : 기계적 폐쇄(종양, 점액) 또는 단순 허탈로 인한 것인지 확인하기 위해 임상 증상이나 추가적 검사가 필요할 수 있으며, 폐를 재팽창하기 위한 치료가 고려될 수 있음

⑩ Effusion (Pleural, Pericardial)

* 정의 : 흉막(pleural) 또는 심막(pericardial)에 액체가 고인 상태
* 예시 : "Pleural effusion in right lung." (우측 흉막 삼출액)

🔍 주의사항 : 양이 많거나 증상이 동반될 경우 배액이 필요할 수 있음

⑪ Calcification

* 정의 : 조직 내 석회화(칼슘이 침착된 상태)
* 예시 : "Calcification noted in gallbladder wall." (담낭벽에 석회화)

🔍 주의사항 : 양성 소견일 수 있으나, 병변의 위치와 모양에 따라 암과 감별할 필요가 있음

⑫ Hypoechoic

* 정의 : 초음파상 어둡게 보이는 저음영 부위
* 예시 : "Hypoechoic lesion in liver." (간에 저음영 병변 관찰됨)

🔍 주의사항 : 액체성 또는 고형 종양일 수 있으며, 악성 여부 감별을 위한 조직검사가 고려될 수 있음

⑬ Hyperechoic

* 정의 : 초음파상 밝게 보이는 고음영 부위
* 예시 : "Hyperechoic area in kidney." (신장에 고음영 영역 관찰됨)

🔍 주의사항 : 지방, 석회화, 공기 등 양성 소견일 가능성이 높으나 감별이 필요할 수 있음

부록

⑭ Septated cyst
* 정의 : 내부에 격막(septa)이 존재하는 낭종
* 예시 : "Septated cyst in ovary." (난소에 격막성 낭종)

💊 주의사항 : 단순 낭종보다 악성 가능성이 있으므로 추적검사가 필요할 수 있음

⑮ Mural nodule
* 정의 : 낭종 내부 벽에 덩어리(결절)가 존재하는 상태
* 예시 : "Mural nodule seen in cyst." (낭종 내벽 결절 존재)

💊 주의사항 : 악성 종양의 가능성을 시사하는 소견으로 추가 검사가 필요할 수 있음

⑯ Atypical cell
* 정의 : 비정형 세포(정상과 다른 모양의 세포)
* 예시 : "Atypical cells noted in cytology." (세포검사에서 비정형 세포 관찰됨)

💊 주의사항 : 악성은 아니지만 비정상 세포로서 추적관찰 또는 추가적인 검사가 필요할 수 있음

⑰ Dysplasia
* 정의 : 세포의 이형성(전암성 병변)
* 예시 : "Mild dysplasia noted in cervical smear."
  (자궁경부 세포검사에서 경도의 이형성 발견)

💊 주의사항 : 암으로 진행할 위험이 있는 병변으로, 추적관찰 및 관리가 필요할 수 있음

⑱ Suspicious for malignancy
* 정의 : 악성 종양이 매우 의심되는 상태
* 예시 : "Suspicious for malignancy in biopsy." (조직검사에서 악성 의심)

💊 주의사항 : 진단 확정을 위해 추가적인 조직검사 또는 수술이 필요할 수 있음

⑲ Infiltrative growth
* 정의 : 주변 조직으로 퍼져나가는 침윤성 성장 형태
* 예시 : "Infiltrative growth pattern noted." (침윤성 성장 패턴 관찰됨)

💊 주의사항 : 암 조직의 특징일 가능성이 높으며, 치료계획을 결정하는데 중요한 소견임

특수검사[1] 결과지 완전 분석! 예시부터 해석까지

CT Computed Tomography, 컴퓨터단층촬영

X선을 다양한 각도에서 투과시켜 인체의 단면 영상을 재구성하는 영상 검사입니다. 조직 밀도 차이를 명확하게 구분할 수 있어 장기, 혈관, 종양 등을 입체적으로 확인할 수 있습니다.

★ 검사의 목적
- 종양, 뇌출혈, 폐렴, 복부 장기 이상, 외상 등 정확한 위치와 범위 확인을 위해 사용됩니다.

📌 CT 예문

검사명 : Chest CT (Lowdose)

< Report >

◆ Reading
Chest CT :
① Compared with previous CT on 2025-07-20.
② 1. More decreased extent of peribronchial consolidations, GGO and more improved interstitial thickening in both lungs with upper and central predominancy.
③ → Improving state of alveolar and interstitial pulmonary edema.
④ R/O combined air space pneumonia.
⑤ 2. 1) No significant change of moderate pleural effusion in left.
⑥   2) Slightly decreased small pleural effusion in right.
⑦ 3. No significantly enlarged lymph node in mediastinum and both hila.
⑧ 4. 1) Cardiomegaly.
⑨   2) Coronary arterial calcifications, severe.
⑩   3) Central venous catheter insertion.

---

1   특수검사(Special Test) : 특정 장기, 질환, 병변을 보다 정밀하게 진단하거나 확인하기 위한 검사로, 영상 장비, 조영제, 자기장, 초음파, 조직채취, 방사성동위원소 등을 활용하며, 보통 의심 질환이 있을 때 시행

⭐ CT 해석 가이드

검사명 : Chest CT (Lowdose)

※ 일반 CT보다 방사선 노출을 줄여 시행하는 검사 방법으로, 선별검사 또는 치료 후 경과관찰 목적으로 시행된 검사입니다. 중요한 변화나 악화가 의심될 때는 추가 정밀검사(일반 CT)를 고려해야 합니다.

< Report >

◆ Reading

① <u>Compared with previous CT on 2025-07-20.</u>

※ 지금의 CT검사 결과를 이전 CT검사 결과와 비교해서 검사 결과간의 차이를 중심으로 해석했다는 의미입니다. 이전 검사결과와 비교해서 병변이 커졌는지, 좋아졌는지 등의 표현을 주의하여 확인하여 치료효과, 환자 상태의 안정성 여부를 파악합니다.

② 1. <u>More decreased extent</u> of <u>peribronchial consolidations</u>, <u>GGO</u> and more improved

※ 이전의 검사결과에서 보다 병변의 범위가 더 많이 감소했다는 의미로, 호전 중임을 의미합니다.

※ 기관지 주변 염증 침윤을 뜻하며, 기관지 주변에 염증으로 인한 음영이 증가한 상태를 의미합니다.

※ Ground Glass Opacity로 간유리음영을 말합니다. 폐 내부가 흐릿하게 보이는 영상소견으로 폐렴이나 폐부종에서 관찰됩니다.

<u>interstitial thickening</u> in both lungs with upper and central <u>predominancy</u>.

※ 폐의 간질 조직이 두꺼워진 상태를 의미하며, 폐의 염증이나 폐 섬유화의 징후일 수 있습니다. CT 영상에서 간질 조직은 원래 얇게 보이지만, 염증 등 어떤 이유로 인해 두꺼워지면 CT 영상에서 선처럼 보이거나 폐 내부에 선명한 음영으로 나타납니다. 즉, 간질(폐포 사이 조직)에 액체나 차거나 조직이 딱딱해지면서 두꺼워진 상태를 의미합니다.

※ 어떤 병변이나 소견이 특정 부위에 두드러지게 분포하고 있다는 것을 표현합니다. 이 결과지에서는 병변이 주로 양쪽 폐의 상부와 중심부에서 두드러지게 관찰되고 있음을 말합니다.

③ → <u>Improving state</u> of alveolar and interstitial pulmonary edema.

※ 호전되고 있는 상태를 의미합니다. 질병이나 병변이 완전히 사라진 것은 아니지만, 이전보다 좋아지고 있는 중임을 의미합니다.

④ R/O combined air space pneumonia.
- ※ 'Rule Out'의 약어로, 확진된 것은 아니지만 의심되는 상태로 감별진단이 필요한 상태를 의미합니다.
- ※ 두 가지 이상의 병변이나 상태가 함께 존재하는 경우를 설명할 때 사용하며, 원래 관찰된 병변과 함께 다른 병변이 동반되었을 가능성을 의미합니다. 이 결과지에서는 폐부종, 간질 두꺼워짐과 함께 폐렴이 추가로 동반되었을 가능성이 있음을 의미합니다.

⑤ 2. 1) **No significant change** of **moderate** pleural effusion in left.
- ※ 임상적으로 과거 검사와 비교했을 때 눈에 띄거나 치료에 영향을 줄 정도의 중요한 변화가 없음을 의미합니다. 이런 경우 병변이나 상태가 거의 변화없이 유지되고 있다고 해석하며, 일반적으로 기존의 치료방침이나 간호계획을 유지하게 됩니다.
- ※ 'moderate'는 중등도를 의미하며, 눈에 띄지만 심하지는 않은 상태입니다. 이 경우에는 흉수가 많아지거나 증상이 심해지는지의 상태를 주의 깊게 모니터링하면서 중재가 필요할 수도 있습니다. 이 결과지에서는 좌측의 흉수는 중등도로 계속 유지중이라고 해석하면 됩니다.

⑥ 2) **Slightly decreased** small pleural effusion in right.
- ※ 약간 감소되었음을 의미하며, 이전 검사와 비교했을 때 병변이 호전되고 있는 것으로 해석할 수 있습니다. 단, 여전히 소량의 흉수가 존재할 수 있기 때문에 호흡상태를 지속적으로 관찰하여 환자상태 변화가 있는지 관찰이 필요합니다.

⑦ 3. **No significantly enlarged lymph node** in **mediastinum** and both hila.
- ※ 림프절이 임상적으로 중요한 크기로 커져 있지 않으며, 현재를 기준으로 림프절 종대를 의심할 이유가 없다는 결과로 해석할 수 있습니다.
- ※ 종격동으로 두 폐 사이에 위치한 가슴 중앙의 공간으로, 심장과 주요 혈관, 기관, 식도, 흉선, 림프절 등이 포함되어 있습니다. 영상검사 결과에서 종격동 이상은 중요한 질환의 신호일 수 있으므로 주의해서 해석이 필요합니다.
- ※ 폐문으로 각 폐의 안쪽, 즉 폐 안으로 혈관, 기관지, 림프관, 신경이 드나드는 입구 부분입니다. 좌측과 우측에 각각 하나씩 존재하며, 폐에 공기와 혈액이 출입하는 관문입니다.

⑧ 4. 1) **Cardiomegaly**.
- ※ 심비대로, 심장이 비정상적으로 커진 상태입니다. 호흡곤란, 부종, 체중 증가, 맥박 이상 등을 지속적으로 관찰합니다.

US — Ultrasonography, 초음파검사

고주파 음파를 인체에 쏘아 반사된 에코를 영상으로 변환하는 비침습적 검사입니다.
방사선 노출이 없고 실시간으로 장기나 혈류 상태를 확인할 수 있습니다.

★ 검사의 목적
- 간, 담낭, 신장, 자궁, 태아, 심장, 갑상선 등 연부조직의 구조와 기능 평가에 사용됩니다.
- 안전하고 반복 가능한 검사로 스크리닝과 추적관찰에 널리 활용됩니다.

📌 초음파 예문

검사명 : USG-Abdomen General

< Report >

◆ Reading
① 1. suspected cavernous transformation of the portal vein
② 2. not checkable CBD D/T prominent collateral vessels
③ 3. marked splenomegaly
④ 4. no definite surface nodularity of the liver
⑤ 5. Visible pancreas: no remarkable finding

⑥ rec> liver dynamic CT

⭐ 초음파 해석 가이드

검사명 : USG-Abdomen General

※ 'Ultrasound Sonography'의 약어로 초음파 검사를 의미합니다.
※ 복부 전반에 대한 검사로 특정 장기만이 아닌 복부 전체에 대한 평가를 합니다. 복부 초음파는 6시간 이상의 금식이 필요하고, 복용 중인 약물을 확인합니다.

< Report >

※ 판독 내용을 제시합니다.

① 1. suspected cavernous transformation of the portal vein

※ '의심되는', '추정되는'이라는 의미로, 아직 확진(confirm)은 되지 않았지만 영상소견이나 증상, 검사 결과 등을 근거로 의심이 되는 질환이나 이상 상태를 말합니다. 진단이 확정이 된 것은 아닌 추정되는 단계로 인식해야 하며, CT, MRI, 조직검사, 혈액검사 등의 추가검사를 통해 확진(확정 진단)으로 이어지게 됩니다. 확진을 위한 주치의의 처방에 따라 간호사는 추가검사를 준비하고 환자증상에 대한 사정과 환자 및 보호자에 대한 교육이 하는 것이 중요합니다.

※ 간문맥(portal vein)이 막힌 뒤, 주변에 작고 복잡한 우회혈관(collateral veins)이 생긴 상태를 말합니다. 즉, 간문맥(간으로 가는 중요한 혈관)의 혈류가 정상적으로 흐르지 못해, 그 주위에 작고 가느다란 혈관들이 우회로처럼 복잡하게 생긴상태를 말하며, 영상에서는 해면상(cavernous)으로 보이게 됩니다. 간문맥 혈전으로 좁아지거나 폐색되어 정상 혈류가 차단되어 발생하거나 간경변증, 간종양, 염증성 질환으로 인해 발생합니다. 간호사는 출혈 위험, 간기능 저하, 비장비대, 복수 발생, 혈압 등을 주의깊게 관찰해야 합니다.

② 2. not checkable CBD D/T prominent collateral vessels

※ 영상 검사 상 관찰이 어렵거나, 정확한 평가가 어려운 경우를 의미합니다. 확진이 아니라 영상적인 한계를 의미하는 표현으로, 질환이 없다는 의미는 아닙니다. 가스, 출혈, 협착, 구조 변화 등 영상 검사에서 확인이 왜 어려웠는지 원인 파악이 필요합니다. 또한 CT, MRI, 내시경 등으로 재평가를 계획할 수 있기 때문에, 처방에 따라 추가 검사를 준비합니다. 환자에게는 "영상에서 총담관(CBD, Common Bile Duct)이 명확히 보이지 않아서 추가 확인이 필요합니다."라는 설명을 통해 불안감을 감소시키고 추가 검사 진행의 필요성을 알릴 수 있습니다.

※ '~때문에', '~에 기인하여'를 의미합니다. 원인을 간결히 설명하기 위한 표현으로, 어떠한 원인(cause) 때문에 결과(result)로 이어졌다는 뜻입니다. 일반적으로 '결과(result) D/T 원인(cause)'의 형태로 기록하며, 환자에게 나타난 결과(result)를 해결하기 위해

어떠한 원인(cause)을 확인할 필요가 있는지에 대한 간호중재를 계획합니다. 예를들어, "decreased SpO₂ D/T pleural effusion"은, 흉수로 인한 산소 저하를 나타내고 있기 때문에, 흉부물리요법·산소공급을 간호중재로 계획하고 주치의 처방에 따른 흉수천자(Thoracentesis)를 준비합니다.

※ 측부혈관으로 원래의 주요 혈관이 막히거나 좁아졌을 때, 그 주위로 혈액을 보내기 위해 대신 생겨난 새로운 혈류의 우회통로를 의미합니다.

③ 3. marked splenomegaly

※ 'marked'는 검사결과에서 변화의 강도나 정도를 강조할 때 사용합니다. '뚜렷한', '현저한', '분명한'의 의미로, 어떤 변화나 이상이 눈에 띌 정도로 강하게, 명확하게 나타났을 때 사용하는 용어입니다.

👉 깜짝 상식 : 유사 표현 비교

표현	의미	강조 정도
Mild	경미한, 약간의	약함
Moderate	중등도의	중간
Marked	현저한, 뚜렷한	강함
Severe	심한, 중증의	매우 강함(병리적 손상 의미 포함)

④ 4. no definite surface nodularity of the liver

※ 확진은 아니지만 명확한 이상은 관찰되지 않는다는 의미입니다. 즉, 완전한 '정상'도 아니고, '질병이 확진된 상태'도 아님을 말합니다. 이런 경우, 3~6개월 후 재검사를 권장하거나 조직검사나 추가검사를 통해 확진을 합니다. 간호사는 환자와 보호자에게 '이상 없음'으로 잘못 안내하지 않도록 주의하면서, 현재 뚜렷한 이상은 없지만, 경과를 지켜보거나 추가검사가 필요할 수 있다는 설명이 필요합니다.

⑤ 5. Visible pancreas: no remarkable finding

※ 검사영상에서 장기가 보인다는 뜻으로, 정상적으로 관찰되었다는 의미입니다. 만약에 영상에서 장기가 잘 보이지 않는 경우 "pancreas not clearly visualized D/T bowel gas"처럼 장 가스와 같은 원인으로 인해 췌장이 잘 보이지 않는다는 결과를 볼 수 있습니다. 이런 경우에는 주치의에게 반드시 보고하여 재검사가 필요한지 확인이 필요합니다.

※ 특별한 이상 소견이 없음을 의미합니다. 즉, 정상으로 간주할 수 있는 상태로 현재 보이는 이상은 없다고 이해할 수 있으나 증상이 있다면 추가 검사를 고려할 수 있는 상황입니다.

⑥ rec> liver dynamic CT

※ 'Recommendation'의 약어로 권고사항을 제시합니다.

※ 간 동적 조영증강 CT 검사로, 조영제를 주입한 후 시간별로 여러 단계의 영상을 촬영하는 검사입니다.

MRI — Magnetic Resonance Imaging, 자기공명영상

강한 자기장과 고주파를 이용해 인체 내 수소 원자 반응을 영상화하는 검사입니다.
조직의 대조도가 높아 연부조직, 신경계, 뇌질환 등 정밀 진단에 우수합니다.

★ 검사의 목적
- 뇌, 척수, 관절, 연부조직, 디스크, 인대 손상, 종양 등 정밀 진단이 필요한 경우 사용됩니다.
- 방사선이 없고 해상도가 높지만 시간과 비용이 비교적 높습니다.

📌 MRI 예문

검사명 : L-Spine MRI

Finding

① Degenerative spondylosis.
② A 1.5cm, nodular lesion at T10.
③ R/O Vertebral hemangioma.
④ R/O Other vertebral tumor.

⑤ Bilateral foraminal protrusion at L3–4.
⑥ Diffuse bulging disc at L4–5 and L5–S1.
⑦ R/O Annular tear at L5–S1.

⑧ Mild spondylolisthesis at L4 on L5.

⭐ MRI 해석 가이드

검사명 : L-Spine MRI

Finding

① **Degenerative spondylosis.**

※ 퇴행성 척추증이 관찰된다는 의미이며, 척추 관절과 추간판의 퇴행성 변화를 말합니다.

② **A 1.5cm, nodular lesion at T10.**

※ 결절성 병변을 의미하며, 크기 1.5cm의 덩어리 모양 이상 조직이 관찰됨을 말합니다. 'nodule'은 양성일 수도, 악성일 수도 있기 때문에 영상상의 특징과 조직검사를 통한 감별이 필요합니다.

※ 흉추(Thoracic vertebra) 10번을 의미합니다.

③ **R/O Vertebral hemangioma**

※ 감별이 필요하다는 의미로, 질병이 명확하게 확신이 되는 상태가 아닌 의심이 되는 상태이기 때문에 조영증강 MRI, 조직검사 등의 추가 검사를 통한 더 정확한 확인이 필요하다는 뜻입니다. 'Vertebral hemangioma'는 척추혈관종을 의미합니다. 즉 '척추혈관종의 가능성을 배제할 수 없어 감별이 필요하다'로 해석이 가능하며, 간호사는 추후 추가검사와 모니터링에 따라 간호계획이 유지되거나 수정이 될 수 있음을 인지하고 있어야 합니다.

④ **R/O Other vertebral tumor.**

※ 다른 종류의 척추 종양 가능성에 대해서도 감별이 필요하다는 의미입니다. 악성종양 또는 전이성 병변도 포함될 수 있어 보다 정밀한 감별이 요구됩니다. 하체 감각 이상, 저림, 근력 저하, 허리 통증, 배뇨·배변 기능 이상 등 신경학적 사정을 합니다. 'Vertebral hemangioma'를 포함하여 다른 종류의 척추 종양 가능성이 있는 상황이기에, 환자와 보호자에게 설명할 때는 중립적 표현을 사용하여 상태에 대해 설명한다면 환자의 정서적 지지에 도움이 될 수 있습니다.

⑤ **Bilateral foraminal protrusion at L3-4.**

※ 요추 3번과 4번 사이 좌우 양쪽으로 추간판(디스크)이 돌출되어 있다는 의미로, 추간판(디스크)이 튀어나와 신경이 지나가는 통로가 좁아져 신경을 압박할 가능성이 있다는 상태입니다. 현재는 증상이 심하지 않더라도 양쪽 다리의 하지 방사통, 감각저하, 근력저하가 생길 수 있으므로, 환자에 대한 감각사정, 운동사정, 통증사정이 필요합니다.

⑥ **Diffuse bulging disc at L4-5 and L5-S1.**

※ 'Diffuse'는 '확산 된, 넓게 퍼진 상태'를 의미하며, 요추 4-5번과 요추 5-천추 1번 사이에서 추간판(디스크)이 넓게 팽윤되어 있는 상태입니다. 이는 국소적인 돌출이 아니라 추간판(디스크) 전체 둘레에 걸쳐 추간판(디스크)이 튀어나와있다는 의미로, 추간판(디스크)이 파열되지는 않았지만 구조적으로 약해진 상태입니다. 현재는 신경 압박이 경미할 수 있지만, 진행될 경우 추간판 탈출증(herniation)으로 악화될 수 있어 관리가 필요합니다.

⑦ **R/O Annular tear at L5-S1.**

※ '요추 5번과 천추 1번 사이에서 디스크 섬유륜이 찢어졌을 가능성이 있어, 감별이 필요하다.'로 해석할 수 있습니다. R/O를 사용함으로써 확진상태가 아니라 감별진단이 필요한 상태임을 나타내고 있으며, 추후 디스크 탈출증으로 진행될 수 있는 전단계(early degenerative change)일 가능성이 있다고 해석할수도 있습니다.

⑧ **Mild spondylolisthesis at L4 on L5.**

※ 'Mild'는 경미하다는 뜻을 가지고 있지만, 임상적으로 해석을 할 때에는 '증상이 심하지 않은 초기 단계'로 이해해야 합니다. '요추 4번이 요추 5번에 비해 경미하게 앞으로 밀려난 척추전방전위증 소견이 있습니다.'라고 전체 해석을 할 수 있습니다. "Mild spondylolisthesis at L4 on L5."는 허리 MRI 또는 X-ray 소견에서 자주 등장하는데 특히, 'spondylolisthesis'는 척추가 정렬을 유지하지 못하고 앞쪽으로 미끄러지는 현상으로 가장 흔한 위치가 L4 on L5(요추 4번이 요추 5번 위에서 앞으로 밀림)입니다.

CAG — Coronary Arteriography, 관상동맥조영

조영제를 혈관에 주입하고 X-ray 투시로 관상동맥의 협착, 폐색 여부를 확인하는 검사입니다. 보통 심혈관조영실에서 시행되며, 실시간 혈류 확인이 가능합니다.

＊ 검사의 목적
- 심근경색, 협심증, 심장 통증 원인 확인을 위한 정밀 진단 도구입니다.
- 필요시 같은 시술 중에 PCI도 함께 시행되어 치료까지 연계됩니다.

📌 CAG(관상동맥조영) 예문

Clinical Diagnosis : Acute myocardial infarction, unspecified

① Room No. : ICU
② Time on arrival : 06:30
③ Vital signs on arrival : 114/89-89 BST : 148 SpO2 : 100
④ Timeout time : 06:32
⑤ Time of CAG : 06:35
⑥ Balloon time : 06:46
⑦ PCI time : 06:49

Name of Procedures :
⑧ Successful PTCA & stent in p-LAD via Rt. Femoral artery
⑨ Prepared injections before CAG or PCI
⑩ 05:34 Enoxaparin 60mg IV
　　Enoxaparin 30mg SC
⑪ NS 1L dropping state
　　NS 500ml + NTG 50mg 5cc/hr
⑫ Injections at Cath Room
⑬ O2 2L via nasal cannula apply & EKG monitoring
⑭ Heparin 3,000 U IV
⑮ 06:45 NTG 1mg IV
　　06:51 NTG 1mg IV

⑯ Act = 222 sec (before PCI), ___ sec (after PCI)

⭐ CAG(관상동맥조영) 해석 가이드

Clinical Diagnosis : Acute myocardial infarction, unspecified

※ 진단명이 '상세불명의 급성 심근경색증'인 경우로, 'unspecified'는 이 진단에서 심근경색으로 판단되었지만 정확한 병변 부위(전벽, 후벽, 하벽 등)나 세부 병태가 아직 확진되지 않았다는 의미를 나타내고 있습니다.

① **Room No.: ICU**

※ 중환자실에 입원한 환자를 나타냅니다.

② **Time on arrival: 06:30**

※ 시술 전 환자가 심혈관조영실에 도착한 시각입니다.

③ **Vital signs on arrival: 114/89-89 BST: 148 SpO2: 100**

※ 심혈관조영실 도착 당시 활력징후이며, 혈압이 114/89 mmHg, 맥박은 89회/분, 혈당은 148 mg/dL, 산소포화도는 100%입니다.

④ **Timeout time: 06:32**

※ 시술 전 환자의 신원을 확인한 시각입니다.

⑤ **Time of CAG: 06:35**

※ CAG(관상동맥조영) 시행 시각을 의미합니다.

⑥ **Balloon time: 06:46**

※ 관상동맥을 넓히기 위해 풍선을 삽입해 풍선 확장술을 시행한 시각입니다.

⑦ **PCI time: 06:49**

※ 스텐트 삽입을 포함한 PCI 시작 시각입니다.

Name of Procedures:

⑧ Successful PTCA & stent in p-LAD via Rt. Femoral artery
※ 'via'는 '~을 통하여'라는 의미로, '오른쪽 대퇴동맥을 통해 접근하여, 관상동맥의 좌전하행지 근위부에 풍선확장술 및 스텐트 삽입술을 성공적으로 시행함.'으로 전체 해석할 수 있습니다. 즉, 이 환자는 오른쪽 대퇴동맥을 통해 시술이 진행되었고, 해당 부위의 압박과 절대침상안정(보통 4~6시간)의 간호중재가 필요합니다. 또한, 'successful'은 단순히 성공했다는 뜻이 아니라 기술적으로 시술이 완료되었음을 의미합니다. 즉, 혈관 개통이 이루어졌고 시술 합병증 없이 마무리 되었다는 의료적 판단이라는 것을 이해해야 할 필요가 있습니다.

⑨ Prepared injections before CAG or PCI
※ CAG(관상동맥조영) 또는 PCI 시술 전 준비된 약물 및 주입 상태를 의미합니다. 간호사는 반드시 용량과 투여 경로, 목적, 효과 및 부작용 등을 인식하고 있어야 하며, 주의사항에 대해 환자에게 교육해야 합니다.

⑩ 05:34 Enoxaparin 60mg IV
Enoxaparin 30mg SC
※ 해당 시간에 CAG 전 에녹사파린(Enoxaparin) 60mg 정맥주사(IV), 30mg 피하주사(SC) 투약 완료했음을 의미합니다. 에녹사파린은 항응고제로 혈전 형성을 예방하는 약물로, IV는 즉각적 작용, SC는 지속적 효과를 나타냅니다. 출혈 여부를 지속적으로 사정합니다.

⑪ NS 1L dropping state
NS 500ml + NTG 50mg 5cc/hr
※ 생리식염수(NS) 1L 점적 유지 중이며, 니트로글리세린(NTG) 50mg 혼합된 NS 500ml을 속도 5cc/hr로 투여를 시작한다는 의미입니다. 니트로글리세린은 혈관 확장제로, 심장 부담을 줄이고 관상동맥 혈류를 개선하기 위해 사용합니다. 약물 주입 속도와 경로, 혈압 저하를 사정합니다.

⑫ Injections at Cath Room
※ 심혈관조영실(Cath Room) 내 투약 및 처치 상황을 나타냅니다.

⑬ O2 2L via nasal cannula apply & EKG monitoring
※ 산소 2L/min을 비강 캐뉼라(nasal cannula)를 통해 공급하고 동시에 심전도 모니터링을 시행 중이라는 뜻입니다.

⑭ Heparin 3,000 U IV

※ 헤파린 3,000단위(Units)를 정맥으로 투여한 기록입니다. 출혈 징후(점상출혈, 혈뇨, 혈변, 타박상 등)에 대한 감시가 필요합니다.

⑮ 06:45 NTG 1mg IV
06:51 NTG 1mg IV

※ 니트로글리세린(NTG) 1mg을 각각 정맥으로 6분 간격(06:45, 06:51)으로 2회 투약했음을 나타내는 기록입니다. 반복 투여 시 저혈압 발생 여부를 꼭 사정해야 합니다.

⑯ ACT = 222 sec (before PCI)

※ ACT(Activated Clotting Time)는 활성화 응고 시간으로, 항응고제 투여 후 혈액이 응고되는 데 걸리는 시간을 초 단위로 측정한 것입니다. 즉, PCI 전 혈액 응고 상태를 확인한 검사 수치로, PCI 시술을 시작하기 전에 항응고 효과가 적절하게 유도되었는지 확인하기 위한 검사로 추가 헤파린 투여 필요 여부를 평가합니다. PCI 전 시행한 ACT는 222초가 소요되었음을 의미합니다.

Biopsy 조직검사

의심되는 병변 부위의 조직을 채취하여 현미경으로 관찰하는 검사입니다.
주로 종양, 염증, 감염 여부를 진단하는 데 사용됩니다.

* 검사의 목적
- 암 확진, 병변의 종류 및 진행 정도 파악을 위한 필수 검사입니다.
- 영상검사로는 확인되지 않는 세포의 성질을 직접 확인할 수 있습니다.

📌 Biopsy 예문

◆ GROSS DESCRIPTION

① Received in formalin are five pieces of pale yellowish-white soft tissue,
② measuring up to 0.6 x 0.2 cm. Entirely embedded in one block.

③ **DIAGNOSIS**

④ Breast, 7h, left, gun biopsy:

⑤ Consistent with INVASIVE DUCTAL CARCINOMA, not otherwise specified, with
⑥ 1. Tumor present in 5 out of 5 cores
⑦ 2. Nuclear grade : High
⑧ 3. Tumor necrosis : Present
⑨ 4. in situ carcinoma : Not identified

⭐ Biopsy 해석 가이드

◆ **GROSS DESCRIPTION**

※ 검체의 육안적 상태를 기술하는 부분입니다.

① **Received in formalin are five pieces of pale yellowish-white soft tissue,**

※ '포르말린 용기에 담겨 온 검체는 연한 노란빛이 도는 흰색의 부드러운 조직 5조각이다.'로 해석할 수 있습니다. 조직의 색상(연한 노란빛)과 질감(부드러운)은 병리 진단 전 기본정보로 중요하게 인식할 필요가 있습니다.

② **measuring up to 0.6 x 0.2 cm. Entirely embedded in one block.**

※ '최대 크기는 0.6 x 0.2 cm이며, 모든 조직은 하나의 블록에 전부 포함되어 있다.'로 해석할 수 있습니다. 병리검사에서는 조직을 파라핀에 넣어 굳힌 뒤 슬라이드 제작을 위해 블록으로 만들며, 1 block = 1 slide의 기본 단위입니다. 검체가 소량일 경우 한 블록에 전부 포함시킵니다. 결과를 해석할 때 '한 블록'이라는 정보는 검체 양이 적었다는 간접적 정보로도 활용이 가능합니다.

③ **DIAGNOSIS**

※ '진단'이라는 뜻으로, 환자에게 내려진 의학적 결론을 의미합니다.

④ **Breast, 7h, left, gun biopsy:**

※ '왼쪽 유방의 시계방향 7시 위치에 병변이 있어 조직을 총생검(조직을 굵은 바늘로 자동 채취하는 방식)을 통해 채취했다.'는 의미입니다. 참고로 유방(breast)은 시계처럼 나누어 병변의 위치를 기록합니다. 예를 들면, '유방 상부'는 '12시 방향'으로 기록합니다.

⑤ **Consistent with INVASIVE DUCTAL CARCINOMA, not otherwise specified, with**

※ '~와 일치하는 소견이다', '~로 판단된다'로, 특정 질환의 진단 기준 또는 전형적인 특징과 부합하는 소견이 나타났음을 의미합니다.

※ 'Not otherwise specified(NOS)'는 '기타로 분류되지 않는'으로 해석하며, 전체를 해석하면 '특정되지 않은 형태의 침윤성 유관암과 일치합니다.'라는 뜻입니다. 대부분의 유방암이 이 유형에 해당됩니다.

⑥ **1. Tumor present in 5 out of 5 cores**

※ 채취한 5개의 조직조각(core) 중 5개 모두에서 종양이 발견되었음을 의미합니다. 이는 병변이 국소적이지 않고 넓게 퍼져 있을 가능성이 높다는 것을 시사합니다.

⑦ **2. Nuclear grade: High**
   ※ 조직검사에서 암세포의 악성도를 나타내는 중요한 병리학적 지표입니다. 세포핵 등급이 고등급(High)임을 의미합니다. 세포가 고등급이라는 것은 암세포의 형태가 비정상적이고, 세포 분열이 활발하며, 질병이 빠르게 진행될 가능성이 있다는 것입니다.

⑧ **3. Tumor necrosis: Present**
   ※ 병리조직검사에서 암세포 내부에 괴사가 있는지를 확인한 결과입니다. 'present'는 괴사가 관찰되었음을 의미합니다.

⑨ **4. in situ carcinoma: Not identified**
   ※ '제자리암(상피내암)이 관찰되지 않았다'로 해석할 수 있으며, 이는 환자의 조직검사에서 제자리암으로 진단할 수 있는 세포가 발견되지 않았다는 뜻입니다.

PET-CT Positron Emission Tomography-CT, 양전자(방출)단층촬영

FDG(방사성 포도당)를 이용한 세포의 대사활성 확인(PET)과 해부학적 구조 확인(CT)을 결합한 고정밀 검사입니다.

★ 검사의 목적
- 암의 존재 여부, 전이, 재발, 치료 효과 판단에 사용됩니다.
- 특히 대사활성이 높은 암세포를 조기에 탐지할 수 있어 종양 추적에 매우 중요합니다.

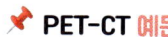
PET-CT 예문

검사명 : F-18 FDG PET 토르소(두개골기저-대퇴부)

Conclusion

① [Compared with 2025.04.10., 2025.06.05. FDG PET]
② Intense hypermetabolism in small bowel
③ - DDx> 1. physiologic activity, 2. lymphoma involvement
④ - rec> APCT correlation
⑤ Otherwise, no demonstrable hypermetabolic lesion suggesting lymphoma involvement.

Finding

⑥ 1. 방사성의약품
   F-18 FDG 5.2 MBq/kg
⑦ 2. 임상소견
   # DLBCL (nGCB, tongue, Ki-67 90%), stage IV (testis, Rt eye)
   - s/p (SCR)-CHOP#6 (23.8.29~12.12.)
⑧ 3. 검사이유
   치료효과판정
⑨ 4. 검사방법
   F-18 FDG를 정맥주사하고 약 60분 간 안정 후, 두개골기저에서
   대퇴부에 이르는 전신 영상 획득
⑩ 5. 영상소견 (max SUV noted in parenthesis)
⑪ [Compared with 2025.04.10., 2025.06.05. FDG PET]
⑫ No demonstrable hypermetabolic lesion in oropharynx (N/A < N/A < 35.9),
   right eye (N/A < N/A < 16.2),
   right testis (3.6 < 3.6 < 33.7),
   and both neck LNs (N/A < N/A < R : 42.8)
⑬ Intense hypermetabolism in small bowel (16.3)
   Otherwise, no discernable hypermetabolic lesion suggesting lymphoma involvement.

⭐ PET-CT 해석 가이드

검사명: F-18 FDG PET 토르소(두개골기저-대퇴부)

※ 'F-18 FDG'는 'Fluorodeoxyglucose'의 약어로 포도당에 방사선 물질을 붙인 것이며, PET 스캔 의료 영상 기법에 사용이 됩니다. 암세포와 같이 활동적인 세포는 에너지를 얻기 위해 더 많은 포도당을 흡수하는 경향이 있는데, 이때 PET 스캐너는 신체내 FDG가 암세포와 반응하여 방출되는 방사선을 감지하여 대사활동이 높은 영역, 즉 암 종양을 식별하거나 활동 증가 부위를 나타낼 수 있습니다.

※ 토르소(torso)는 '몸통'을 의미하며 검사의 촬영 범위가 두개골 기저부터 대퇴부까지의 의미입니다.

Conclusion

① [Compared with 2025.04.10., 2025.06.05. FDG PET]
   ※ 이전 검사결과와 비교할 때 사용되는 표현으로, 현재 검사결과가 과거와 어떻게 다른지 비교하기 위해 사용됩니다. 병의 진행, 악화, 호전, 안전 상태 등을 평가합니다.

② Intense hypermetabolism in small bowel
   ※ 'Intense'는 '강한, 뚜렷한'으로 해석할 수 있으며, 임상적으로는 포도당 유사체인 FDG 흡수가 매우 높은 상태를 의미합니다. 'Intense hypermetabolism'은 강한 대사활성이 관찰되는 상태입니다.

③ - DDx> 1. physiologic activity, 2. lymphoma involvement
   ※ 'DDx'는 감별진단으로, 비슷한 소견을 보이는 여러 질환 중 가능성 있는 진단을 나열합니다. 이 결과에서는 소장에서 FDG 섭취가 증가되어 강한 대사활성이 관찰되지만, 이것이 단순한 정상 생리적 활동(physiologic activity) 때문인지, 혹은 림프종이 그 부위를 침범(lymphoma involvement)했기 때문인지 감별진단이 필요하다는 의미입니다.

④ - rec> APCT correlation
   ※ 'rec'은 'recommendation'의 약어로 권장사항, 추가 검사 또는 평가가 필요함을 의미합니다.

⑤ Otherwise, no demonstrable hypermetabolic lesion suggesting lymphoma involvement.
   ※ '그 외에는'이라는 의미이며, 앞서 언급한 부위를 제외한다는 뜻입니다.
   ※ '확인되는 바 없음'이라는 의미이며, 영상상 명확하게 보이는 병변이 없음을 말합니다.
   ※ '의심되는, 시사하는'을 의미하며, 림프종이 퍼진 것으로 의심된다는 것입니다.

Finding

※ 검사 결과에서 확인된 사항들입니다.

⑥ **1. 방사성의약품**
    F-18 FDG 5.2 MBq/kg

  ※ 세포의 대사 활성도를 시각화 하기 위해 사용된 방사성의약품 F-18 FDG를 체중 1kg당 5.2MBq의 용량으로 사용했음을 의미합니다.

⑦ **2. 임상소견**
    # DLBCL (nGCB, tongue, Ki-67 90%), stage IV (testis, Rt eye)
    - s/p (SCR)-CHOP#6 (23.8.29~12.12.)

  ※ 'DLBCL'은 'Diffuse Large B-Cell Lymphoma'을 의미하며 미만성 거대 B세포 림프종을 말합니다. 'nGCB'은 'non-Germinal Center B-cell type'를 의미하며 DLBCL의 아형 중 예후가 더 나쁜 유형을 뜻합니다. 'Ki-67 90%'는 증식 지수를 나타내는데, 90%는 매우 높은 증식 속도에 해당합니다.

⑧ **3. 검사이유**
    <u>치료효과판정</u>

  ※ 현재까지 시행한 치료가 얼마나 효과가 있었는지를 평가하기 위한 목적으로 시행한 검사입니다. 만약, 영문으로 작성이 된다면 'Assessment of therapeutic efficacy' 등으로 표현될 수 있습니다.

⑨ **4. 검사방법**

  ※ F-18 FDG를 정맥주사하고 약 60분 간 안정 후, 두개골기저에서 대퇴부에 이르는 전신 영상 획득

⑩ **5. 영상소견 (max SUV noted in parenthesis)**

  ※ FDG가 조직에 얼마나 흡수되었는지를 나타낸 수치를 '최대 SUV 값(max SUV)'이라 하며, 이는 병변 중 가장 대사활성이 높은 부위의 수치를 의미합니다. 괄호 안에 표기된 수치는 이 최대 SUV 값을 뜻합니다. 대사활성이 높다는 것은 해당 세포가 포도당(에너지)을 많이 사용하고 있다는 의미로, 일반적으로 암세포는 포도당을 많이 사용하기 때문에 SUV 값이 높게 나타나는 경향이 있습니다.

⑪ **[Compared with 2025.04.10., 2025.06.05. FDG PET]**

  ※ 2025년 4월 10일과 2025년 6월 5일에 시행된 검사와 비교한 결과를 아래에 제시하고 있습니다.

⑫ No demonstrable hypermetabolic lesion in oropharynx (N/A < N/A < 35.9),
right eye (N/A < N/A < 16.2),
right testis (3.6 < 3.6 < 33.7),
and both neck LNs (N/A < N/A < R: 42.8)

※ PET-CT 검사 3회 비교 수치(가장 최근 < 중간 < 가장 오래된 검사)를 제시합니다. 즉, SUV가 과거보다 뚜렷하게 감소했음을 의미합니다. 'N/A'는 'Not Available' 또는 측정불가를 말하며, SUV 수치를 측정할 만한 병변이 없거나 보이지 않음을 의미합니다.

⑬ Intense hypermetabolism in small bowel (16.3)
Otherwise, no discernable hypermetabolic lesion suggesting lymphoma involvement.

※ 병변이나 변화가 눈에 띄게 확인되지 않는다는 뜻입니다.

구분	영문명 (Full term)	변경 전 용어
1	Acute Kidney Injury (AKI)	급성 신손상(급성 신부전)
2	Chronic Kidney Disease (CKD)	만성 신장질환
3	Acute Pyelonephritis (APN)	급성 신우신염
4	Activated Partial Thromboplastin Time (aPTT)	활성화 부분 트롬보플라스틴 시간
5	Arteriovenous Fistula (AVF)	동정맥루
6	Bone Mineral Density (BMD)	골밀도 검사
7	Benign Prostatic Hyperplasia (BPH)	양성 전립선 비대증
8	Blood Sugar Test (BST)	혈당 검사
9	Coronary Artery Bypass Graft (CABG)	관상동맥우회로이식술
10	Coronary Arteriography (CAG)	관상동맥조영술
11	Complete Blood Count (CBC)	전혈구 검사(혈액 일반 검사)
12	Congestive Heart Failure (CHF)	울혈성 심부전
13	Disseminated Intravascular Coagulation (DIC)	파종성 혈관 내 응고
14	Endoscopic Retrograde Cholangiopancreatography (ERCP)	내시경적 역행 담췌관조영술
15	Endoscopic Submucosal Dissection (ESD)	내시경적 점막하 박리술
16	Fibrinogen (FIB)	혈장 단백질
17	Glasgow Coma Scale (GCS)	글래스고 혼수 척도
18	Hepatocellular Carcinoma (HCC)	간암
19	Intradermal Injection (ID)	피내주사
20	Percutaneous Endoscopic Gastrostomy (PEG)	경피 내시경하 위루술
21	Percutaneous Transluminal Angioplasty (PTA)	경피적혈관성형술
22	Percutaneous Transhepatic Bile Drainage (PTBD)	경피경간 담도 배액술
23	Total Parenteral Nutrition (TPN)	완전 비경구영양

이 책의 의학용어집 6판 적용

변경 후 용어 (의학용어집 6판)	주요 변경 이유
급성콩팥손상	'신 또는 신장' → '콩팥'으로 표준화(우리말 사용 원칙)
만성콩팥병	신장 → 콩팥, 병리명 단순화
급성신우신염	우리말 용어는 모두 붙여 쓰는 것을 원칙
활성화 부분 트롬보플라스틴 시간	우리말 용어는 모두 붙여 쓰는 것을 원칙
동정맥샛길	루 → 샛길 (우리말 사용 원칙)
골밀도검사	우리말 용어는 모두 붙여 쓰는 것을 원칙
양성전립샘비대	전립선 → 전립샘으로 변경
혈당검사	우리말 용어는 모두 붙여 쓰는 것을 원칙
관상동맥우회술이식	용어 순서 단일화
관상동맥조영	'술' 의미 전달에 문제가 없으면 생략
전체혈구계산	검사 → 계산으로 명확화
울혈심부전	'성(性)' 의미 전달에 문제가 없으면 생략
파종혈관내응고	우리말 용어는 모두 붙여 쓰는 것을 원칙
내시경역행담췌관조영	'술' 의미 전달에 문제가 없으면 생략
내시경점막밑박리	점막하 → 점막밑 (한글 용어 순화)
섬유소원	의미 명확화 (생화학 명칭 기준)
글래스고혼수척도	우리말 용어는 모두 붙여 쓰는 것을 원칙
간세포암종	병리학적 정확성 반영
진피내주사	해부학적 층 명확화
피부경유내시경위창냄술	경피 → 피부경유, 창냄술 표준화
피부경유혈관경유혈관성형	경피 → 피부경유, 의학어 순화
피부간경유담즙배액	'술' 의미 전달에 문제가 없으면 생략
완전비경구영양	우리말 용어는 모두 붙여 쓰는 것을 원칙

오늘의 간호를 바꾸는 책들

-포널스 실용서 베스트 컬렉션-

- 1분간호지식 / 김유성(2025). 포널스.
- 간호대학생활백서 / 신에스더(2022). 포널스.
- 간호사대학원완성하기 / 최영림(2021). 포널스.
- 간호사루틴업무따라잡기 / 김셀리(2024). 포널스.
- 간호사면접보다- 면접관의프레임과면접자의필살공식 / 간호사연구소(2022). 포널스.
- 간호사, 아무튼출근 / 박소진(2022). 포널스.
- 간호사, 알엔지야TV 병원이야기- 1권 / 박지혜(2021). 포널스.
- 간호사, 알엔지야TV에게인계받기- 3권 / 박지혜(2024). 포널스.
- 간호알고리즘2판- 2권- 외과계3개분야& 산부인과 / 간호사연구소(2022). 포널스.
- 간호알고리즘2판- 1권- 내과계6개분야& 정신과 / 간호사연구소(2022). 포널스.
- 간호알고리즘PRO-A1 호흡기내과 / 간호사연구소(2025). 포널스.
- 간호알고리즘PRO-A2 심장내과 / 간호사연구소(2025). 포널스.
- 간호알고리즘PRO-A3 혈액종양내과 / 간호사연구소(2025). 포널스.
- 간호알고리즘PRO-A4 소화기내과/간담췌내과 / 간호사연구소(2025). 포널스.
- 간호알고리즘PRO-A5 신장내과 / 간호사연구소(2025). 포널스.
- 간호알고리즘PRO-A6 일반외과/정형외과 / 간호사연구소(2025). 포널스.
- 간호알고리즘PRO-A7 신경외과 / 간호사연구소(2025). 포널스.
- 계통별의학용어핸드북Vol 1 - 영한일반용 / 김나제스다(2023). 포널스.
- 계통별의학용어핸드북Vol 2 - 영한러통역사용 / 김나제스다(2023). 포널스.
- 국제간호사병원영어Vol1 - 말하기편 / 간호사적응연구소(2023). 포널스.
- 국제간호사병원영어Vol2 - 간호상황편 / 간호사적응연구소(2023). 포널스.
- 국제간호사를위한임상술기시험vol 1 / 김라경(2025). 포널스.
- 국제간호사를위한임상술기시험vol 1 / 김라경(2025). 포널스.
- 기초간호매뉴얼- Vol1 / 한국간호대학남자교수회(2021). 포널스.
- 마취회복실임상노트 / 남영은, 황희연, 김진수(2023). 포널스.

- 메이드인간호사 / 강경자외(2023). 포널스.
- 미국간호사밥줄영어vol 1권 / 백소연(2024). 포널스.
- 미국간호사밥줄영어vol 2권 / 백소연(2024). 포널스.
- 병원적응의학용어 / 간호사적응연구소(2023). 포널스.
- 사례중심의환자안전안내서 / 김효선외(2019). 포널스.
- 소통국제의학용어집 / 김나제스다, 조현(2021). 포널스.
- 수술실매뉴얼- 핸드북 / 우진하(2016). 포널스.
- 수술실별쌤- 1권 / 김별아(2022). 포널스.
- 수술실별쌤- 2권 / 김별아(2022). 포널스.
- 신규간호사24시- 오답노트 / 김지혜(2021). 포널스.
- 암또의임상노트- 1권 / 암또(2019). 포널스.
- 약물작용기전노트 vol.1 / 간호사적응연구소(2023). 포널스.
- 약물작용기전노트 vol.2 / 간호사적응연구소(2023). 포널스.
- 의학용어알고리즘 / 간호사적응연구소(2022). 포널스.
- 임상간호테크입문서 / 김형숙외(2023). 포널스.
- 자소서쓰다- 간호사가말하는자소서 / 간호사연구소(2021). 포널스.
- 장루요루관리 / 세브란스장루요루전문관리팀(2016). 포널스
- 진료지원 업무매뉴얼 vol.1 / 진료지원간호사회(2025). 포널스
- 진료지원 업무매뉴얼 vol.2권 / 진료지원간호사회(2025). 포널스
- 정맥주사내비게이션 / 김수연, 알엔지아(2023). 포널스.
- 중환자간호매뉴얼(ICU Manual) 3판 / 한국중환자간호학회(2021). 포널스.
- 최신수술실매뉴얼 3판 / 윤혜상외(2023). 포널스.
- 크램북(Vol.1) 2판 - 첫 임상대처 가이드 / 홍지수, 오윤희(2025). 포널스.
- 크램북(Vol.2) 2판 - 한 권으로 끝내는 환자파악 / 홍지수, 간호사적응연구소(2025). 포널스.
- 크램북(Vol.3) - 바로 써먹는 임상약리학 / 홍지수, 간호사적응연구소(2024). 포널스.
- 포널스임상매뉴얼- Vol2 - [질환별] / 간호사연구소(2023). 포널스.
- 포널스임상매뉴얼- Vol3 - [건강사정] / 간호사연구소(2023). 포널스.
- 포켓시리즈- 심전도 / 김철민(2013). 포널스.